健身享瘦塑形
瑜伽

张晓梅　编

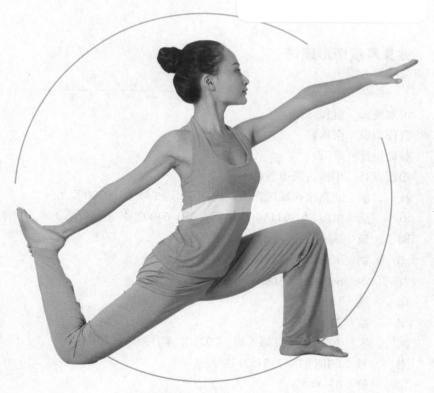

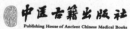

中医古籍出版社
Publishing House of Ancient Chinese Medical Books

图书在版编目（CIP）数据

健身享瘦塑形瑜伽 / 张晓梅编. -- 北京：中医古
籍出版社, 2022.4
ISBN 978-7-5152-1968-4

Ⅰ.①健… Ⅱ.①张… Ⅲ.①瑜伽 – 减肥 – 基本知识

Ⅳ.①R793.51

中国版本图书馆CIP数据核字(2022)第031305号

健身享瘦塑形瑜伽

张晓梅　编

策划编辑	姚强	
责任编辑	张雅娣	
封面设计	李荣	
出版发行	中医古籍出版社	
社　　址	北京市东城区东直门内南小街 16 号（100700）	
电　　话	010-64089446（总编室）010-64002949（发行部）	
网　　址	www.zhongyiguji.com.cn	
印　　刷	天津海德伟业印务有限公司	
开　　本	640mm×910mm　1/16	
印　　张	16	
字　　数	270 千字	
版　　次	2022 年 4 月第 1 版　2022 年 4 月第 1 次印刷	
书　　号	ISBN 978-7-5152-1968-4	
定　　价	69.00 元	

前言
preface

　　瑜伽，源自印度，饱含东方智慧，是最古老的养生术之一，如今已成为风靡全球的健身方式。瑜伽如此受到人们的追捧，是因为其姿势练习需要配合规律的呼吸和意识的集中，有助于改善人们生理、心理、情感和精神方面的能力，是一种达到身体、心灵与精神和谐统一的，既修身又养性的锻炼方式。

　　瑜伽瘦身，健康又安全，让你越练越美。对于爱美女性来说，减肥瘦身是个永恒不变的话题，有的人减肥靠减少饮食量，有的人干脆不吃饭，还有的人则服用减肥药品。这些方法，减重的效果看起来很快也很好，但这种减肥方式不只是让你减少了脂肪，同时也减少了你体内的蛋白质、水分和钙质，不仅有损健康，消耗精气神，令人疲惫、无精打采，而且也会让肌肤失去弹性，这样的减肥结果又有什么意义呢？而瑜伽瘦身就完全避免了这些方法给身体带来的负面影响，它是一种有氧运动，直接由脑部经神经中枢对身体发出信号，通过对身体各部位的挤压、扭转、弯曲、伸展、平衡，从而达到减肥瘦身的目的。

　　瑜伽精准的瘦身效果，让你想瘦哪里就瘦哪里。瘦脸，塑造神奇小脸、精致五官，预防和消除脸部肌肤的松弛和下垂，轻松变成瘦脸俏佳人；瘦腰，打造充满弹性与活力的纤腰，塑造魅惑"小腰精";瘦手臂,赶走臂上"蝴蝶袖",举手投足,美臂曼若灵蛇;瘦腹,不做小"腹"婆,速成平滑小腹,变身妖娆美"腹"人。而且瑜伽的减肥效果,还得到过美国专业人士的论证,他们通过调查得出的结论是:瑜伽练习能十分有效地帮助燃烧身体中多余的热量,消除肥胖症,而且是一种能在减肥过程中"雕塑"身体线条的健身术。

如果你并未被体重问题困扰,瑜伽也可以帮你打造完美身型,让你轻松拥有傲人的S形曲线。平胸?罗圈腿?驼背?这些恼人的问题瑜伽都能帮你一一解决。提臀招式,帮你提升臀线,使臀部挺翘圆润,展现俏丽身姿;塑颈招式,赶走颈间赘肉,去除颈部细纹,恢复脊椎正常曲度,练出完美天鹅颈;丰胸招式,紧实胸部肌肉,增加胸部弹性,拯救下垂乳房,塑造完美胸型。而且这些瑜伽招式对练习环境要求不高,公交车上、等电梯时、做家务时、办公时,都可随时练习,让你随时随地轻松享"瘦",完美塑形。

不要以为练习瑜伽仅仅具有瘦身、塑形的作用,它还会让你有意想不到的收获,那就是让身体更健康。瑜伽是一种有氧运动,需要高度集中意念,密切配合呼吸,释放心灵,所以会让你在不知不觉中缓解精神压力,消除身体疲劳,清除身体毒素,强筋壮骨,保持年轻体态。

玲珑曲线,是做美女的必备条件。现在,本书就将瑜伽瘦身、塑形的秘诀传授给想瘦的你!书中针对身体的重要部位,包括脸部、腹部、臀部、脖子、手臂等,精选多种瑜伽招式,简单、易学、实用,且招招见效,即使一点瑜伽基础都没有的人也能轻松完成。书中在最后还精心为你安排了瑜伽瘦身食谱,如7天瑜伽食谱推荐、一日三餐瑜伽食谱推荐,可帮你强化减肥塑身的效果,实现健康瘦身。

纤细玉腿,翘臀平腹,纤腰美胸,细肩瘦臂……简单的招式,惊人的效果,让你练就曼妙身姿,充分体验足不出户的享"瘦"之旅!

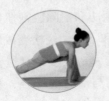 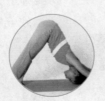 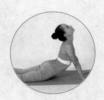

目录
contents

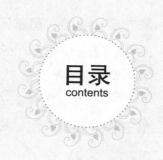

下篇：塑形篇：一招瑜伽，10 分钟打造"S"形身材

‌‍‌‌‍‌

‌‌

特别专题篇一：见缝插针，随时随地练瑜伽

特别专题篇二：日常生活饮食配套跟进战术

瑜伽饮食——由内调整发胖体质　/ 192

一日三餐瑜伽食谱推荐　/ 195

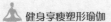
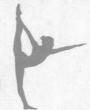

导言

　　"瑜伽真的可以减肥吗？"没练过瑜伽的人可能都会有这样的疑问。是的，瑜伽的确有减肥、瘦身和雕塑身材的神奇效果，而且你不会感到有任何的压力。诸如麦当娜、钟丽缇、克里斯汀等众多美丽明星，都是通过瑜伽保持了她们窈窕身材、美丽的容颜。

　　瑜伽的减肥效果，还得到过美国专业人士的论证，他们通过调查得出的结论是：瑜伽练习能十分有效地帮助燃烧身体中多余的热量，消除肥胖症，而且是一种能在减肥过程中"雕塑"身体线条的健身术。

　　那么，瑜伽的这种令人神奇美丽的功效来源于哪里呢？为什么众多绝色佳人都会为之着迷？这是因为瑜伽不仅仅是一套动作练习，而且它还蕴含着丰富的生命哲理，它所塑造的是平衡之美、自然之美和韵律之美。

　　美丽需要健康的身体为基石，如果你很美丽但身体却虚弱到动一动就气喘吁吁的地步，那么美丽又有什么意义呢？所以，要想拥有美丽的身材，选择健康的减肥塑形方式十分重要，尤其是在各种减肥方式铺天盖地地冲击你的眼球的今天，就更要睁大眼睛做出正确的选择。

　　之所以瑜伽成为热门之选，是因为瑜伽的瘦身塑形更自然、更安全，而且不会反弹，也没有任何损坏健康和生理的作用。可能有的瘦身运动或刻意节食，减重的效果看起来很快也很好，但这种减肥方式不只是让你减少了脂肪，同时也减少了你体内的蛋白质、水分和钙质，不仅有损健康，消耗精气神，令人疲惫、无精打采，而且也会让肌肤失去弹性，这样的减肥结果又有什么意义呢？

而瑜伽练习则根本不用担心这些问题，它所主张的是用符合自然规律的舒适运动来帮助消除体内多余的脂肪，使身体机能协调、内分泌顺畅，于宁静的享受中雕塑均匀平衡的美丽线条。如简易三角式等姿势，通过和缓的拉、伸、挤、扭等动作，加速腰部脂肪燃烧，并通过呼吸按摩内部器官，消除体内垃圾，调节内分泌，这样慢慢地腰部就变苗条了，而且不会反弹；瑜伽姿势中的各种伸展动作，如手臂上举的山立式姿势，能让身体两侧的肌肉拉长并加速其血液循环，起到燃烧脂肪的作用；身体前弯后仰的动作，可以加速全身的血液循环，能由里到外地刺激脂肪容易堆积的身体前侧和后侧部位，如腰部、臀部以及腿部；扭转的姿势也能十分有效地消减身体局部的脂肪，帮助消除内脏周围堆积的脂肪，并帮助维持其正常功能；身体倒转的姿势也是练习者们消除身体多余脂肪的最佳选择和最喜爱的姿势。

这里也要给大家一点小小的提醒，瑜伽不只是单纯的体位姿势练习，而是体位、呼吸、冥想三位一体的，呼吸是瑜伽的精髓，冥想是瑜伽的灵魂。

我们在练习某一个特定的瑜伽姿势时，意识要集中在身体被抻拉、挤拧到的地方，然后通过呼吸和冥想来感受这一部位，甚至可以想象一下这一部位正在达到的瘦身减肥的效果。许多研究表明，人的意识可以让身体中热量的燃烧速度加快，对减肥效果更好。而瑜伽练习中的呼吸练习也具有减肥的独特之处，每一种瑜伽呼吸就像对身体内脏的按摩，吸气时横膈膜下沉，按摩到腹部内脏，吐气时横膈膜上移，按摩胸部内脏，如此就可以让整个内脏系统的机能都得到提高，而一呼一吸的动作又可以锻炼到腹部肌肉，消除腰腹的多余脂肪。

如果您能将瑜伽的体位、呼吸和冥想结合得舒适自然，有种浑然天成的感觉，那么恭喜您，您已经开始掌握瑜伽美体的秘诀了！相信瑜伽一定能帮您留住完美的曲线、青春的容颜！

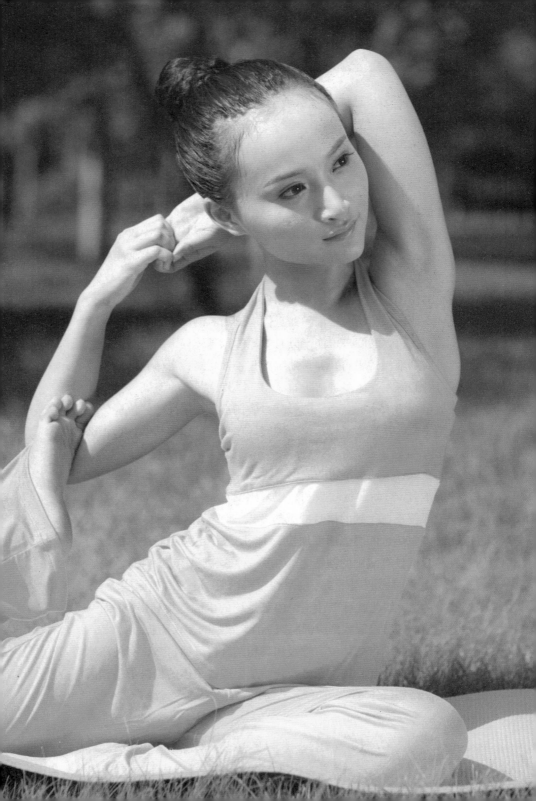

准备篇：

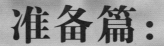

了解瑜伽，掌握练习基础知识

您是否正为瑜伽瘦身、塑形的神奇效果而怦然心动呢？您是否已经决定开始练习了呢？但如果您以前从没有接触过瑜伽的话，先不要急着开始做体位练习，建议您先认真阅读一下本部分内容，深入了解一下瑜伽的基础知识、注意事项和练习前需要做的准备工作，这样会更有助于瑜伽的顺利练习。

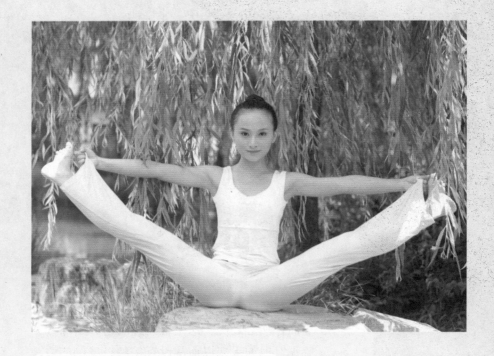

一、神奇瑜伽成就完美曲线

随着年龄的增长，身体代谢能力的降低，身体变得越来越胖、身材也逐渐开始变形，这些问题都是很多女性朋友的烦恼，那么该怎么办呢？瑜伽是非常好的一种选择，它是一种不需要特殊器材，在家就可以做的运动。而且就减肥而言，它有非常好的效果，主要体现在以下几个方面：

1.瑜伽呼吸法有助燃烧脂肪

当利用丹田进行腹部深呼吸时，不仅能够为身体提供充足氧气量，增加体内细胞的氧气吸收量，而且还能增强身体的氧化作用，燃烧更多的脂肪细胞。同时，在进行腹部深呼吸时，腹部会呈现一种波浪式的运动，能够按摩到腹腔内的多种脏器，尤其是能增强胃肠蠕动和增强胰脏功能，促进溶解脂肪的消化酶素分泌，有助于减少脂肪的生长、分解，并促进排便，减少宿便在体内的堆积。

2.调节内分泌，控制体重

在练习瑜伽时，通过身体的挤压、拧转，还能按摩和刺激到松弛的内分泌腺体，帮助人体调节内分泌，尤其是与身体新陈代谢有直接关系的甲状腺，通过一些瑜伽姿势，比如眼镜蛇式、犁式、鱼跃龙门式、肩倒立式等，能够按摩甲状腺，刺激甲状腺素的分泌，增加脂肪代谢，并且能够帮助脂肪转换为肌肉与能量，帮助修饰肌肉线条，从而达到塑形的目的。

3. 加速身体代谢，净化身体

练习瑜伽能够加速身体的新陈代谢，消耗体内的能量，减少脂肪的生成，燃烧脂肪。练习瑜伽还能加速人体的血液循环，净化血液，并能通过出汗，排出体内废水和毒素，通过呼吸法和放屁法能够减少体内的废弃物，净化身体。

4. 消除多余赘肉，修饰全身线条

瑜伽各种不同的姿势，能够消除腰腹部、臀部、后背、腿部等部位多余的脂肪，同时还能通过各种体位，充分伸展身体的肌肉与韧带，脊柱、骨盆及各部位的骨骼，从而帮助修饰人体的肌肉线条，纠正骨骼畸形、变形，让身体挺拔有型。

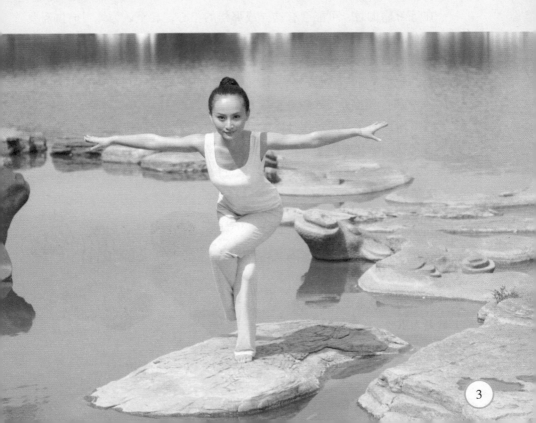

5. 调节神经，促进代谢，节制食欲

练习瑜伽不仅能训练筋骨的柔软度，而且还能刺激自律神经，促进新陈代谢，帮助燃烧脂肪，尤其是应多做伸展脊椎的动作，会加强此效果。练习瑜伽还能调节大脑皮层上的植物神经，使控制脑部摄食中枢的功能正常化，以防止过度饮食，减少体重。

就运动减肥的效果而言，瑜伽运动动作缓慢，可能不如激烈的有氧运动减肥效果明显，但它的减肥效果却是持久的，如果能够长期持续地坚持练瑜伽，一段时间以后，就会发觉体重降低了，体态更匀称了。

二、练习瑜伽，你准备好了吗

如果你想通过练习瑜伽来让你的身材更完美，不要急于开始，先做好一些必要的准备，这样会保证你的练习更顺畅。那么，在练习瑜伽前，应该做好哪些准备呢？

1. 做好必要的心理准备

在练习瑜伽时，可能会有这样或那样的担心，甚至认为练习瑜伽需要身体具有良好的柔韧性，担心自己做不来。其实这些担心都是没有必要的，你首先要明确自己为什么要练瑜伽，明确了这一点的话，即使你的身体僵如木板，通过瑜伽的各种姿势练习，也会让你的身体变得更加富有柔韧度。

2. 做好心情上的准备

练习瑜伽时，要注意把身体放轻松一些，并始终保持愉悦的心情。对初学者来说，刚开始做不好是正常的，需要一个循序渐进的过程。这时候不能失去信心，不能锁紧眉头，要以最宽松、愉悦的心情来练习瑜伽。

3. 准备好必要的用品装备

由于瑜伽练习中有柔软的动作，练习时可能会发生肢体、肌肉挤压的状况，因此需要准备毛巾、垫子等练习辅助工具，尤其对于初学者来说这些辅助工具更为重要。在家做瑜伽时，最好是在地毯上或是地板上铺

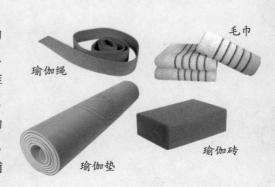

瑜伽绳

毛巾

瑜伽垫

瑜伽砖

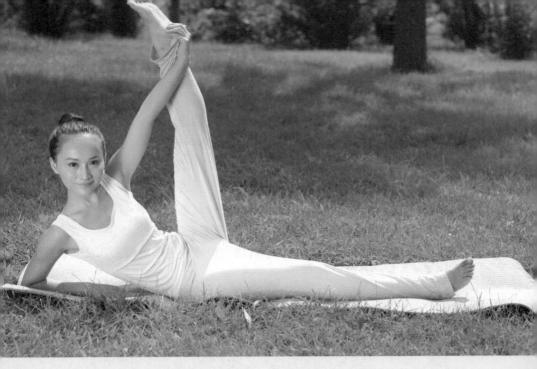

一块毛毯或大毛巾、瑜伽垫，尽量避免在坚硬的地板或太软的弹簧床上练习，否则会造成擦伤或因失去重心而受伤。同时，练习时要准备一套瑜伽服，它可以让你在练习时无拘无束，舒服畅快。

4. 根据个人情况安排好练习时间

一般来说，瑜伽练习是没有具体时间要求的，可以与自己生活、工作的规律结合起来。但通常清晨未进食之前，比较安静，不易被打扰，练习瑜伽效果最好。你也可以弹性地调整练习时间，这个要根据个人情况来安排练习时间，不过尽量选择不受干扰的时段，避免因外界的扰乱而无法专心练习。

5. 选择适宜的场地

瑜伽是最不受场地限制的活动之一，但练习瑜伽时，最好要有一个好的环境和氛围。选择一处安静、整洁和空气流动性好的地方，最好是露天的自然地；即使在房间中，一定也要注意保持空气的流通，这对于瑜伽中的调息练习尤为重要。练习瑜伽时可以在房间摆放一些绿色植物，准备一些熏香、精油，或柔软的灯光、轻柔的音乐，在地上铺上松软的毯子或瑜伽垫，做瑜伽坐式练习时，可以准备蒲席，这样能够有效地防止疲劳。

三、瑜伽练习要不得的毛病

对于初学者，在瑜伽练习的过程中，可能会注意不到很多的细节，容易犯一些错误。下面列举几种常见错误，在练习瑜伽的过程中注意克服。

1. 刻意地去呼吸

整个瑜伽动作都是配合呼吸来完成的，虽说我们平时都会呼吸，但在练习瑜伽的过程中，不可避免地会出现呼吸过重的现象。因为一旦刻意地去做瑜伽呼吸，大脑的潜意识就会跟着紧张起来，就很难再做到呼吸自如。出现这种问题时，可以多练习一下呼吸，慢慢地控制思维，让潜意识里的呼吸达到自然的状态。

2. 强迫自己运动

瑜伽的很多动作难度很大，并不是短时间就能一步到位的。比如两手在背部相拉这样一个简单的动作，很多人可能做起来就很困难，不能一下子完成。如果一时急躁，强迫自己去完成这个动作，可能虽然动作是完成了，但带来的是胳膊被扭伤或运动后臂膀疼痛。出现这种问题时，要心态平和不急躁，可以先借助毛巾等辅助工具来完成，试着一点一点靠近，不要期望一下子完成，多练习一段时间，就可以达到你的预期了。

3. 不注重感觉

在练习瑜伽动作时，如果你非但没有感到让自己很轻松、舒服，反而发现自己很难受、不舒服，要么脖子绷得很紧，要么胸口很闷……出现这种问题时，最好马上停下来调整。找准问题原因，脖子紧张有可能是双手没放平，胸口闷可能是呼吸没有和运动协调等。要注重自己的感觉，借由

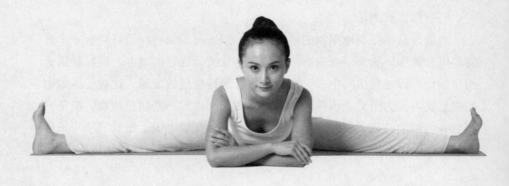

练习瑜伽体位法感觉身体随着肢体扭转、折叠、后仰、前弯等活动，让自己感觉到舒服。

4. 太苛求完美

为了让形态和举止变得更为优美，期望每一个动作都做得和教练一样好，都能达到一些瑜伽书籍上的图片要求，结果发现自己筋疲力尽，也不一定能达到要求。出现这种问题时，必须转变自己的认识，瑜伽练习不是一朝一夕之事，刻意追求完美很难真正体验到精神上的快乐。而且教练也是经过长时间的辛苦训练，才获得今天的成绩，书籍上的图片也都是在高级瑜伽师的最佳状态时拍摄出来的。

四、练习瑜伽可别伤着身体

所有的运动在开始之前都会有一些说明及注意事项，瑜伽也不例外，一定要在练习瑜伽过程中多加注意，不要伤到身体。

1. 空腹练习

空腹练习对人体具有一定的保护作用。练习前的2~3小时内最好都保持空腹的状态，避免因身体转动、肢体的屈曲对胃部及内脏造成不适。

2. 用鼻呼吸

空气中有很多眼睛看不见的灰尘、病毒，用鼻子呼吸可以避免将这些物质吸入体内，减少对呼吸管道的刺激，保持吸入的空气温润、卫生、洁净。

3. 量力而为

对于初学者来说，身体的柔软度、耐力都是不同的，练习时不要急于求成，要量力而行，根据自己的身体状况慢慢练习，要循序渐进，不要急于一下子达到规定的动作标准，否则不仅身体容易受伤，还会增加挫败感，最终得不偿失。

4. 运动安全

通常瑜伽对练习者的年龄是没有要求的。不过，患有心脏病、高血压、视网膜脱落者，头、颈、背有伤者，怀孕妇女，重病或手术后的病人，尽量不要练习某些瑜伽动作，否则会对身体产生负荷或压力，令伤患及身体感到不适。如果你想练习，建议你还是先听听医生和瑜伽教练的意见，他们会根据你身体的实际情况给你一些指导建议。

5. 聆听身体

要注意自己身体的感受和反应，练习时，如身体出现不正常的剧痛、晕眩、呼吸困难时，就不要继续下去了，慢慢地停止练习。

6. 沐浴护肤

练习结束后，不要马上洗澡，一定要稍待休息后才可以，否则容易引起身体不适。

7. 适量喝水

练习后半小时可以喝适量的温开水，有助于排出体内毒素，同时可补充练习时身体缺失的水分，也可温润肌肤。

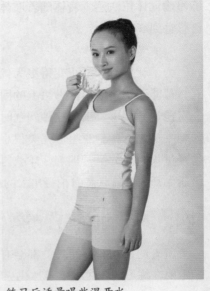

练习后适量喝些温开水。

五、瘦身塑形瑜伽修炼小窍门

瑜伽，是一项瘦身塑形的好运动，但是在练习瑜伽的时候要注意一些小窍门，这样既能加强练习效果，还能练习起来更流畅。记住下面的瑜伽练习小窍门，早日练出"S"形的曲线来。

小窍门1：避开吃饭时间

练瑜伽前后最好是一个小时内不要就餐，餐后的两个小时内也尽量避免做瑜伽练习。练习前如果不得不吃饭，也不要吃得太饱，半饱即可，以免练习时感到沉重和懒散。

小窍门2：练习前做暖身动作

有些瑜伽动作难度很大，不要一

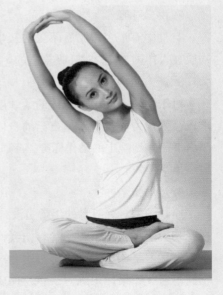

上来就做，否则容易在做的过程给身体带来伤害，因此最好暖身后再做练习，

以避免受伤。

小窍门3：练习时要专注

练习时要专注，不要与人交谈聊天。专注地呼吸、专注做动作，特别是呼吸要均匀和保持规律性，这有助于身体舒适。

小窍门4：持之以恒，适度休息

练习瑜伽贵在坚持，只有持之以恒、不间断地练习，这样才能达到减肥塑身的效果；达到每种姿势练习时，也应耐心保持一段时间。另外，做完完整的动作后，要进行适度的休息，尽量避免直接从事其他活动。

小窍门5：动作要自然随心

练习瑜伽动作时，应缓慢柔软、步骤分明，切忌随意地加快动作或动作做得过于勉强，尽量保持身体的舒适就好。应心随身动，动作频率应和呼吸节奏协调一致，使其成为一个整体，紧张放松也应交替进行。

六、为瑜伽初学者答疑解惑

如今的都市中瑜伽已经相当普遍了，尽管如此，还有不少人感到那是一项神秘而具有高难度的运动，因此敬而远之。特别是对于初练者来说，可能会有很多疑问，没关系，下面将为你解答这些疑问。

疑问一：身体柔韧性不好的人可以练瑜伽吗？

答：是可以的。其一，通过瑜伽练习可以改善身体的柔韧性；其二，不要被瑜伽的高难度动作吓到，刚开始接触瑜伽时可能会有些吃力，但只要用正确的方法尽力去做，就会100%受益。

疑问二：瑜伽与健美操是一回事吗？

答：不是一回事。普通的健美操主要锻炼的是心肺功能，运动强度比较大，容易造成局部肌肉发达和运动的伤害；而瑜伽是一种优雅、安全又内外兼修的运动，它没有年龄、身体条件和场地的限制，练习时间也相对灵活。

疑问三：瑜伽要练习多久才能见到效果呢？

答：这要视个人练习的时间而定，比如一星期只练一次或三次，当然与每天都练习的效果是不一样的。只要能固定、规律、持续地练习，一般一个月左右就会感觉到明显的效果。

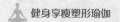

疑问四：练习瑜伽后，肌肉常会酸痛，该如何消除？

答：泡一泡热水澡，充分放松（平静地做深层放松或补充睡眠亦可），再加上按摩，即可消除疲劳与酸痛。

疑问五：一星期要练习几次瑜伽效果才会好？

答：这要因人而异。有人体力较好，一天练两三堂课都不会觉得疲劳；有人体力较差，即使只练一堂课，也觉得很吃力。运动当然是天天练习的效果较好，但若时间和体力无法负荷，也不必勉强。每星期至少练习三天是较合宜的。

疑问六：妇女在特殊日子可练习瑜伽吗？注意事项有哪些？

答：妇女在经期、怀孕3个月后和产后2个月后都是可以练习瑜伽的。瑜伽练习本身就能够治疗各种妇科疾病，增进妇女健康。例如，月经失调、内分泌失调等通过瑜伽练习，可以慢慢地治愈；孕妇适当的进行瑜伽练习，不仅可以增进胎儿的体质，甚至可以有助于无痛分娩。

疑问七：感冒时可以练瑜伽吗？

答：感冒时尽量减少运动量，如果你是去瑜伽馆，建议你与教练沟通一下，听一下教练的建议。

疑问八：瑜伽练习多长时间后可以洗浴？

答：与其他运动一样，练习瑜伽动作时会使毛细血管扩张，不宜马上沐浴，应该休息一下，至少要30分钟以后，而且沐浴不宜时间过长，以免引起身体不适。

七、先做热身瑜伽，打开全身关节

作为一种有氧运动，瑜伽是时下越来越风靡的一种安静的运动，它对美体瘦身以及美容养颜都有着十分显著的作用。和其他一般体育锻炼一样，做瑜伽前也必须进行一些简单的热身运动，这样可以对我们身体起到基本的保护作用，避免因突然运动而导致肌肉拉伤、软组织受损等不必要的伤害。

下面，让我们来学习几个简单的瑜伽热身运动，为瑜伽锻炼做好准备工作吧。

瑜伽呼吸法

首先，介绍一种单纯用呼吸来起到热身作用的方法。具体动作如下：

躺着练习时

两腿自然分开约 30 厘米，双手顺势放在臀部两边，掌心向上自然打开，放松呼吸。

坐着练习时

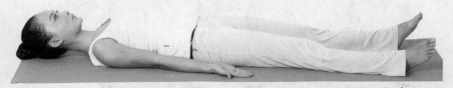

躺着练习时

首先，用自己感觉最舒服的方式盘腿坐好；挺直腰部和背部肌肉；拇指和食指接触，形成圈状，其他三个手指自然伸直，垂落在膝盖上。

接下来介绍四个主要环节：

第一，吸气。由鼻子吸气，感觉气息经过鼻腔、咽喉、气管、肺部，最后从胸腔直达丹田（丹田位于腹部肚脐下大约三根手指宽的地方）。吸气对交感神经系统有刺激作用，并对血管以及腺体的收缩都有好处。

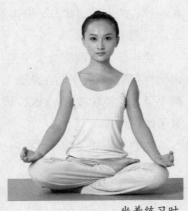

坐着练习时

第二，吐气。与吸气正好相反，吐气是倒过来将丹田中的气息用力往上运送，使气息经过胸腔，到肺部，到气管，到咽喉，最后由鼻腔出去（吸气时一定要慢慢地将气息吸入，吐气时同样也要慢慢地将气息吐出。吸气时间较短，吐气应尽量保持较长时间）。这一步会使你从头到脚都感到十分轻松，同样能起到刺激交感神经系统的作用，并有助于血管与腺体的放松舒张。

第三，止息。止息也就是屏住呼吸。主要用于当气息全部吸至丹田或由丹田到鼻腔完全吐尽时，这时要保持腹部收缩，还要收肛、夹臀，女性训练时还应该闭阴。这一步有助于稳定心情，同时还可以强健体力。

第四，调息。做一次吸气，做一次吐气，如此往复，可起到调节呼吸规律的作用。

瑜伽冥想法

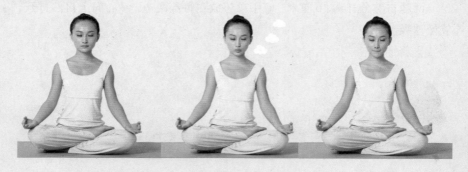

冥想能够使锻炼者集中注意力，有助于在正式锻炼前调节身心，使人在一种心情平静的状态下进入锻炼。

1. 简易坐冥想

动作要领：两腿交叉平坐，左脚掌压在右腿内侧，右脚掌放在左腿根内侧，尽量使双腿平贴在地面上，同时，挺直脊背，下颌内收，向上拉伸脖子；两手呈莲花指状或者"OK"状，手心向上，轻轻闭住双眼，放松全身，用鼻子做深呼吸。

注意：头部、背部要在一条直线上，保持挺直。

2. 半莲花坐冥想

动作要领：平坐，左腿自然弯曲贴在地板上，右脚置于左腿大腿上，身体其他部分动作与简易坐相同。

注意：可轻轻下压右腿膝关节，以免膝部过分紧张。

3.莲花坐冥想

动作要领：平坐，使左腿置于右大腿上，右腿置于左大腿上，整体呈"X"型交叉，身体其他部分动作同简易坐。

注意：与其他姿势相比，莲花坐相对较难，因此在锻炼前要先做一些其他热身运动，使腿部各关节充分打开，初学者应谨慎练习。如果盘坐感觉有难度的话，可以在臀部下方放一块瑜伽砖，这样可以降低难度。

4.仰卧式冥想

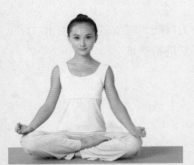

1.简易坐冥想

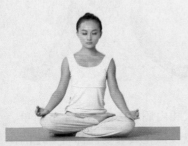

2.半莲花坐冥想

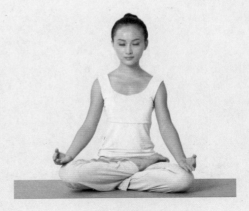

3.莲花坐冥想

动作要领：平躺，两腿微微张开，双臂伸直自然垂放在身体左右两侧，使掌心向上，同时轻轻闭住双眼。

注意：摆正头部，保持颈椎、脊椎挺直，精神专注，不要睡觉。

对于打坐时背部很难保持平直的锻炼者，可在尾椎骨处垫一块毛巾，以支撑腰部。

对于短时间不能进入冥想状态的初学者，可先进行语音冥想，具体操

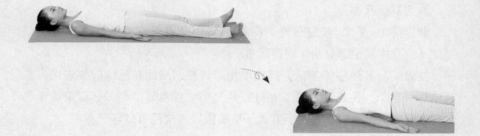

作如下：身体以冥想姿势莲花坐，集中注意力呼吸，呼气的时候发出"O"的声音，吸气的时候保持"M"的声音，反复进行锻炼。

开胯式

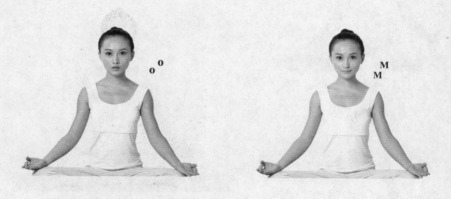

开胯，即打开盆骨、胯骨。它是活动大腿内侧肌肉的一种十分简单、方便而且有效的运动，对于锻炼腿部肌肉以及强化其柔韧性都有一定的作用，还可以起到活血化瘀、预防静脉曲张的作用。

动作要领如下：

第1步，平躺，两腿并拢，向上举起，呈90°直角，两臂顺势垂放在身体左右两侧。收紧腹部肌肉，同时使脸部和颈部肌肉处于自然放松状态。

第2步，两手分别放在两脚跟上，双腿自然分开，保持脚尖绷直，目视上方，坚持10秒。训练过程中要尽力使你的腰部、腹部以及胯部下沉。

第3步，脚尖朝下，努力使其接近地面，同时使头部向上抬起，保持

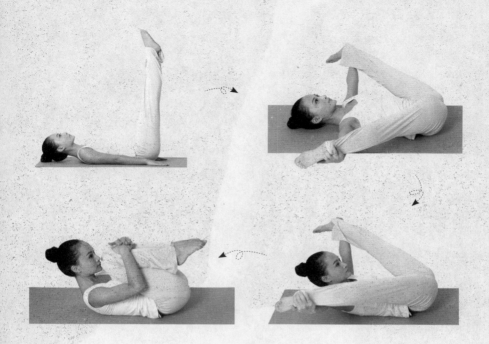

这个动作 10~20 秒。

第 4 步，放下双手和双腿，弯曲膝盖，两手环抱双膝，使膝关节紧贴于胸前。抬头，两脚尖同时回勾，保持腹部和背部肌肉放松。

以上动作可能对初学者有一定的难度，大家不要担心，也不要勉强身体过分锻炼，先从简单的动作开始，循序渐进，下面我们就来介绍一种适合初学者的锻炼：

对于部分柔韧性较差的人，可以尝试首先屈膝，两腿自然向外打开。

然后，两手分别握住两脚踝，抬头，保持目光直视前方。

最后，利用两手的力量，使大腿尽量拉向地面，同时收紧腹部肌肉。

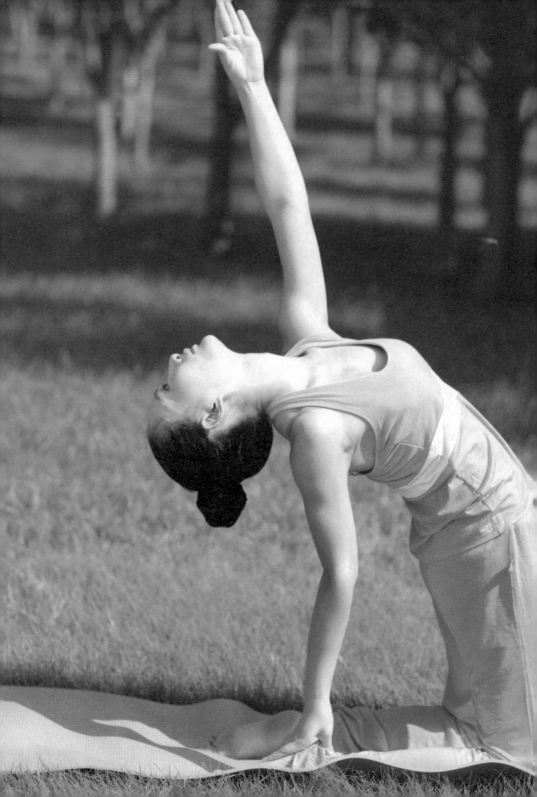

享"瘦"篇：

一招瑜伽，10 分钟与肉肉说"拜拜"

　　瑜伽真的可以让我们远离赘肉的困扰吗？如果你没练过瑜伽，有这样的疑惑实在是非常正常。我们看到的瑜伽练习动作都是如此的缓慢，怎么能让人相信它具有神奇的瘦身效果呢？事实上，瑜伽的瘦身效果已经被很多人所证实。当下，瑜伽已经成为最佳的减肥瘦身运动，它可以让你在放松身心之余，轻松地与身上的肉肉说"拜拜"。闲暇时间练习瑜伽，不仅让你能获得美丽轻盈的身材与身体的健康，更能让你重新点燃生命的美好、激情、喜悦与感动。

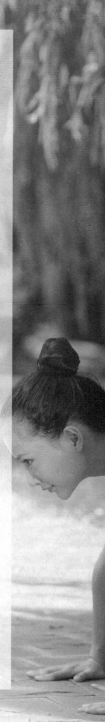

揭开肥胖的秘密

在开始瑜伽瘦身之前，还是让我们先了解一下关于肥胖的秘密吧。

首先，我们来了解一下肥胖是怎样产生的。肥胖大多是由于人体内脂肪太多而引起的，脂肪多了，体重就会增加，体形就会失去美感。那么，脂肪是怎样形成的呢？

一是遗传因素，家族中的成员大部分都有些偏胖，这类型的肥胖，要瘦下来有些难度。

二是和饮食习惯有关，比如喜欢吃油腻、高热量的食物，暴饮暴食，饮食不规律等，使得从食物中获得的热量超过消耗的热量，过剩的热量就被转化成了脂肪，一点点累积就形成了肥胖。

三是新陈代谢降低，尤其是人到中年后，随着人体新陈代谢率的降低，热量的消耗和脂肪的燃烧就会减少，很容易导致发胖。

四是毒素的堆积，这也是导致肥胖的一大祸首，如果毒素长期在体内堆积的话，不仅会引起身体的排异性反应、过敏症状，而且还会使细胞与组织受伤，造成肥胖。毒素对皮肤危害也很大，皮肤粗糙、色素沉着等都是毒素在体内沉积的表现。

五是内分泌失调，这既可以导致肥胖，也可以让肥胖的女性变得更胖。因此，调整人体内分泌也是消除肥胖的一个重要措施。

对于对自己严格要求的女人来说，肥胖是无法容忍的，尤其是当你看着橱柜里的美丽衣服，却因体型问题无法穿得下，不得不将其束之高阁，该是让人多么的懊恼、沮丧。不仅如此，它还会让你的形象大打折扣，严重者还会影响你的人际关系，使你丢失脆弱的爱

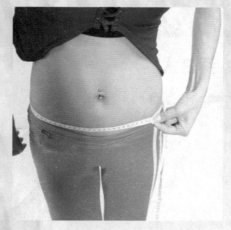

情，因此去掉赘肉，成为很多女性一生的事业。

目前常用的减肥方法无外乎这样几种：运动、节食、吃药、针灸、抽脂等。节食会让自身营养供给不足，吃药会有副作用，针灸反弹比较严重，抽脂对人体伤害大，而运动则成为大家减肥的首选。减肥运动有很多，选择哪一种减肥更有效，效果更持久呢？当你选择看这本书的时候，或许你已经找到了答案——瑜伽。虽然不能说瑜伽减肥是速效的，但瑜伽减肥绝对是有效的，只要你能坚持下去，纤细苗条的身材离你还会远吗？

第一章 ▶ 瘦全身，塑造魔鬼线条

▶ 拜日式

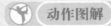 动作图解

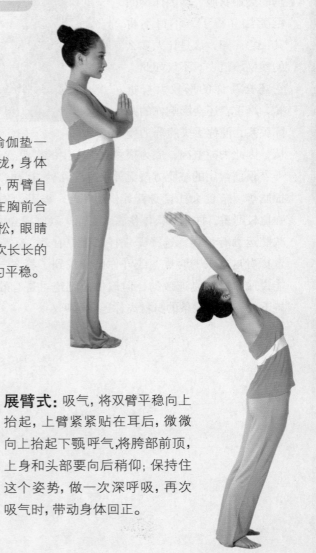

1 **祈祷式：**站于瑜伽垫一侧，双脚自然并拢，身体直立，肩部放松，两臂自然下垂；将双手在胸前合十，保持全身放松，眼睛向前平视；做几次长长的呼吸，让呼吸均匀平稳。

2 **展臂式：**吸气，将双臂平稳向上抬起，上臂紧紧贴在耳后，微微向上抬起下颚呼气，将胯部前顶，上身和头部要向后稍仰；保持住这个姿势，做一次深呼吸，再次吸气时，带动身体回正。

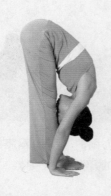

3 **站立前屈式：**慢慢呼气，身体前屈，注意要从髋关节而不要从腰部向前屈体；双手握住脚踝，将额头尽量向小腿靠拢，并触碰到小腿胫骨处。保持住这个姿势不动，吸气时要略微抬起并伸展上身，呼气时要更好地向内屈伸。

4 **骑马式：**吸气，将头部抬起，双掌注意撑住地面，将双膝慢慢弯曲；呼气，略微重心做一下调整，右脚后跨一大步；使整个右腿尽力贴向地面，吸气，抬头，带动上身直立起来，尽可能地将胯部向下压。呼气，上身向后仰，注意保持好身体的平衡。2个呼吸后，吸气，抬头带动身体回正。

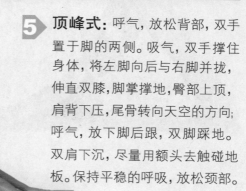

5 **顶峰式：**呼气，放松背部，双手置于脚的两侧。吸气，双手撑住身体，将左脚向后与右脚并拢，伸直双膝，脚掌撑地，臀部上顶，肩背下压，尾骨转向天空的方向；呼气，放下脚后跟，双脚踩地。双肩下沉，尽量用额头去触碰地板。保持平稳的呼吸，放松颈部。

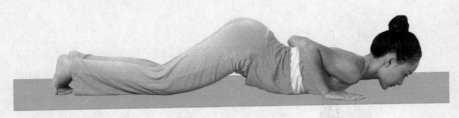

6 **八体投地式：**保持身体状态，吸气，移动重心向前，呼气，双膝放在地面上；手肘弯曲，胸部、下颌贴于地面，胯部和腹部稍微抬离地面，放松全身，保持平稳的呼吸。

7 **眼镜蛇式：**慢慢吸气，手臂伸直，头部带动身体向前向上，脚背绷直，臀部夹紧，尽量靠后背的力量使上身一节一节地离开地面，大腿和趾骨尽量贴于地面；双臂夹紧，眼睛盯住天花板，颈部向上扬起，带动脊柱后卷，双肩下沉，保持均匀的呼吸。

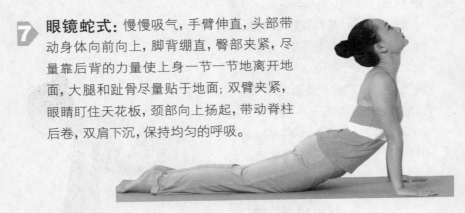

8 **重复顶峰式**

9 **重复骑马式**

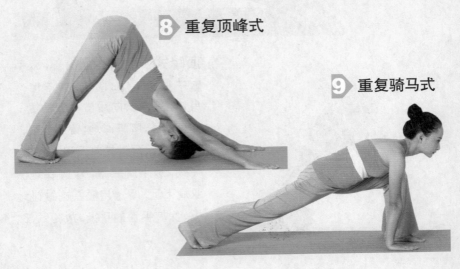

瘦身功效

拜日式是一组身心练习，它包括了体位练习、调息练习和冥想（意念）练习。十二个体位可以使体内产生元气，元气能够激活人们的精神中心，还可以加强脊神经、开阔肺叶、伸展腹部脏器、促进消化、消除多余的脂肪，可以使人更好地保持健康，充满活力。

练习小叮咛

❶ 练习者不要急于求成，应根据自己身体情况，一个动作一个动作练习，待全部熟练后，再做完整的练习。❷ 每天要多重复做几次，特别是时间紧张不能做其他动作时，更应该加做几次拜日式动作练习。❸ 在练习的过程中，要注意呼气吸气的时机和节奏，不要屏住呼吸。❹ 完整做完拜日式动作，要10~15分钟，每天时间再紧，也尽量抽出时间做一次。❺ 在练习的过程中，如果有些动作真的无法做到，也不要勉强，只要伸展你的身体，就可达到练习的效果。

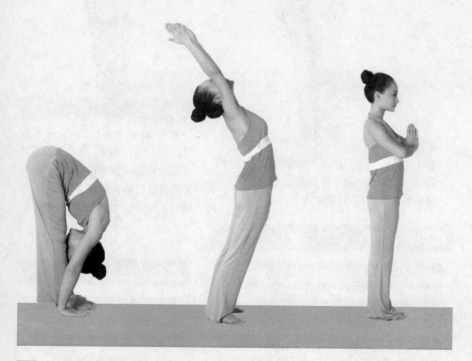

10 重复站立前屈式 | **11** 重复展臂式 | **12** 重复祈祷式

舞王式

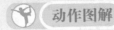 动作图解

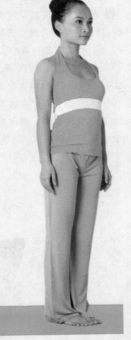

1️⃣ 站立，双脚并拢，身体挺直，两臂自然垂于体侧，目视前方。

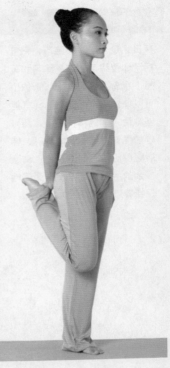

2️⃣ 曲右膝，从身体后侧向上抬起右腿，抬起手臂，向后，使右手的三根手指，即拇指、食指和中指共同用力紧紧握住右脚大拇指，同时向上方和后方两个方向拉伸右腿肌肉。

练习小叮咛

❶ 舞王式要求身体多个部位协调配合，并保持整体平衡，属于较高难度的动作。❷ 在练习的过程中，特别是抬腿时，容易膝盖外翻，导致重心不稳。如果一味追求将腿抬高，可能使上身无限向前而失去平衡。❸ 要注意放松肩部肌肉，以免出现由于肩部肌肉过分僵硬而使身体无法得到有效伸展的现象。

瘦身功效

舞王式可以有效拉伸腿部肌肉，并燃烧背部、肩部以及手臂脂肪，使身体多个部位得到锻炼，增强身体的柔韧性，使锻炼者拥有更加优雅的体态。

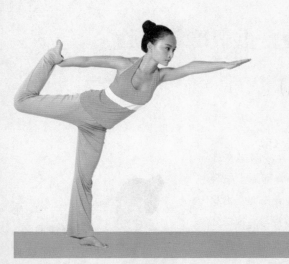

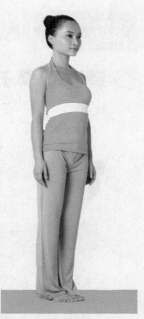

❸ 保持右手紧握右脚,旋转右肘和右肩膀,使右手臂向后伸到头部上方。继续向上拉伸右手臂和右腿,直至在身体后部形成一个弓形。此时右腿大腿保持水平,胫骨垂直于地面。向身体前方伸展左手手臂,使其与肩齐平,同时手指指向前方。深呼吸,放松,使身体保持平衡,坚持这个姿势10~15秒。

❹ 放开右脚,两臂自然下垂,回到起始姿势。

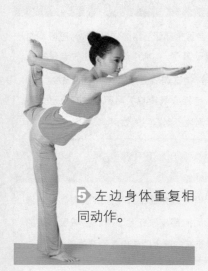

❺ 左边身体重复相同动作。

✗ 易犯错误

切记直立的那条腿膝盖不要弯曲,上身始终朝向正前方不要朝外,头部不要来回扭动,保持眼睛直视正前方。

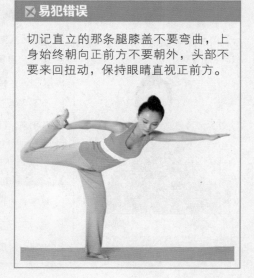

第二章 ▶ 瘦脸，重塑巴掌小脸

▶ 狮子式（狮子吼）

🌏 动作图解

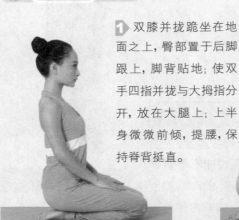

1 双膝并拢跪坐在地面之上，臀部置于后脚跟上，脚背贴地；使双手四指并拢与大拇指分开，放在大腿上；上半身微微前倾，提腰，保持脊背挺直。

2 吸气，身体继续慢慢前倾；屏气，双手顺着大腿下滑，指尖触地，掌根紧贴两膝。

加大难度： 取全莲花坐姿，身体前倾，双手掌撑于身体前侧的地面上，抬起臀部，膝盖点地，目视前方。

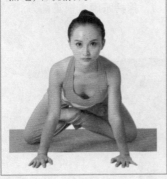

练习小叮咛

1 舌头要自舌根部朝下用力伸出。**2** 呼吸均匀缓慢，用鼻子吸气，"哈"时尽量使气息保持较长时间。**3** 尝试调节变换每次吼叫的强度。**4** 不要因害羞或担心表情难看而不敢放开自己大声吼出来，否则达不到练习的效果。

瘦身功效

狮子吼可以有效地使面部几乎所有肌肉都得到锻炼，可以预防脸部皮肤松弛下垂，并减缓皱纹的出现，对最难减的脸上的肉肉有神奇效果。

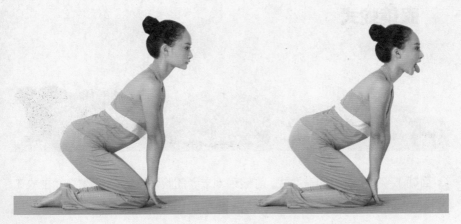

3 臀部离开双脚，身体继续前倾，使手指、手臂、肩部及躯干部肌肉都处于绷紧状态。

4 用力睁大眼睛，张大嘴巴，向下方伸出舌头，手指保持向外伸展姿势。

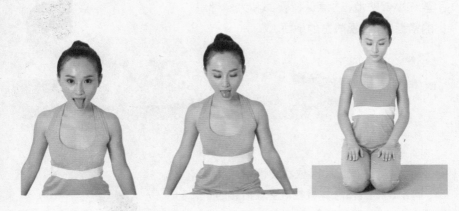

5 慢慢呼气，同时发出狮子般响亮的吼声"哈"，并使声音一直持续到呼气结束。不要因为害羞或担心表情纠结而不敢放开做动作，勇敢一点，像森林之王那样尽情呐喊吧！请记住，认真的女人最美。

6 长长地呼完一口气，使劲儿大幅度地眨眼睛，可眨 2~3 遍，注意眨眼时要看着正前方，感到是抬起下眼睑的感觉。

7 缓慢收回舌头，轻轻闭上嘴巴。用鼻子吸气，使身体慢慢回到起始姿势。

8 重复以上动作 3~5 次。

眼镜蛇式

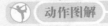

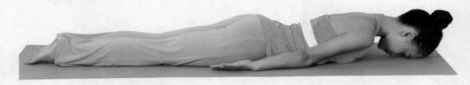

1 面朝下平躺，双腿伸直并拢，前额触地或者侧脸贴地均可，两臂自然垂放在身体两侧，掌心向上。

2 双手移置胸前，平放在地面上，掌心向下，手掌和小臂贴地，注意保持臀部和大腿部肌肉的紧绷感，目视前方的地面。

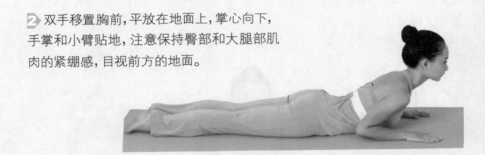

3 吸气，以手撑地，同时依次缓慢抬起头部、胸部、腰部和身体脊柱。注意抬起时应先依靠背部肌肉力量，再用手部支撑力量继续抬高。依据个人身体条件，抬到适当高度，使肚脐尽量接近地面，眼睛注视前方，均匀呼吸，坚持这个动作10~30秒。

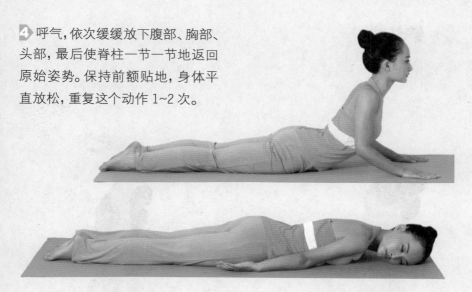

4 呼气，依次缓缓放下腹部、胸部、头部，最后使脊柱一节一节地返回原始姿势。保持前额贴地，身体平直放松，重复这个动作1~2次。

5 两臂放回身体两侧，掌心向上，头部放在地面上，偏转到一侧，保持放松状态。

练习小叮咛

1 尽可能依靠背部力量向上抬起上身，而不是肩部和手臂。**2** 依据个人柔韧情况，尽可能高地抬起上身，但也不必强求。**3** 不要完全依靠手部和臂部力量向上举起上半身。**4** 向上抬起身体时，肚脐也向上抬起是不对的，要保持肚脐下压靠近地面。

难度降级：(1)对于初学者，可以做到眼镜蛇式伸展动作即可；抬起上身有困难的练习者可使双腿微微向两侧分开，脚不并拢，以减少腰部承受的压力；(2)做第3步时，可以不必停留数秒，抬起后直接返回地面。

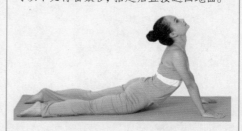

瘦身功效

眼镜蛇式能够使面部和颈部的肌肉得到有效的伸展，燃烧脸部和下巴的脂肪，促进脸部的血液循环，具有很好的瘦脸效果。

铲斗式

动作图解

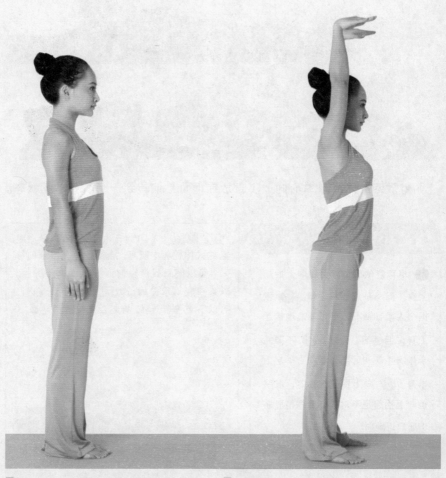

1 站立，双脚并拢，双臂自然下垂于体侧，目视前方。

2 双脚分开约一肩半宽，脚尖稍向外；吸气，双臂伸直上举，手腕放松，手指指尖指向前面，使手臂与背部在一条直线上。

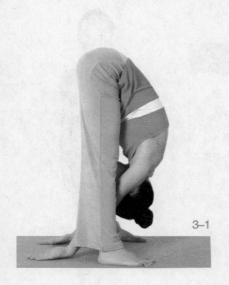

3–1

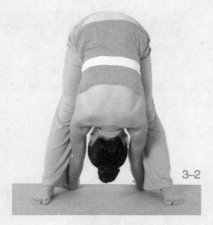

3–2

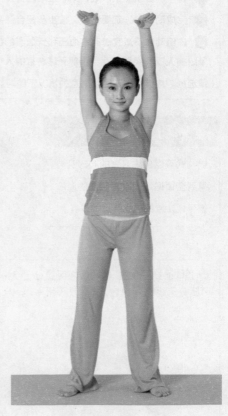

3 呼气，以腰为轴，上身快速垂下，两臂在两腿之间自然摆动（双腿伸直，膝盖不可弯曲，尽量放松上身躯干，保持松动地摇摆）。

4 再吸气，以腰为轴，缓缓抬起腰部、背部、头部，同时使两臂始终紧贴双耳，逐渐抬起上身使其直立，上抬手臂。

5 再呼气，双臂从身体前部还原，归于身体两侧，脚尖收回指向前方，轻轻闭住双眼调整呼吸，全身放松恢复初始状态。

6 重复此姿势3次。

练习小叮咛

1 初学者容易急于求成，刻意摆动两臂及头部。

2 完成动作时一定要缓慢，按步骤配合深呼吸。

3 该组动作不适宜患有高血压和低血压的病人、晕眩病人以及经期妇女，头部受过伤害的人也要谨慎选择，应该在征得医生同意的情况下练习。

瘦身功效

铲斗式可以使练习者的脸部肌肉得到全面锻炼，改善脸部的血液循环，让脸部的线条更加紧凑。

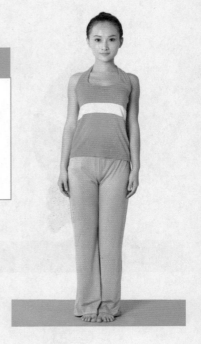

难度降级：初练者可以将两腿分开大一些，刚开始时也可以靠在墙边练习。如果两腿分大也有难度时，双臂可不用贴地，根据自身的情况压下上身。

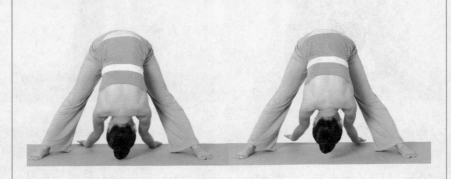

第三章 瘦臂，甩掉蝴蝶臂

▶ **细臂式**

动作图解

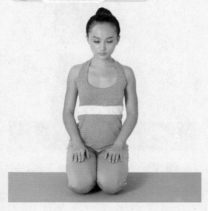

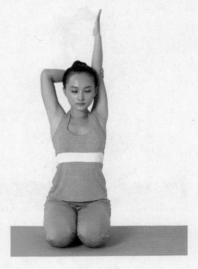

1 采用金刚式坐姿坐好，即双腿并拢跪在地面上，臀部坐在两脚之间，双手放在大腿上，腰背挺直，微闭双目。

2 准备，提起左手臂贴着耳朵向上伸直，用右手握住左手的手肘，慢慢吸气。

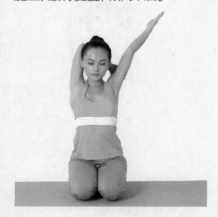

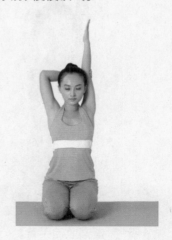

3 缓慢吐气，右手将左臂逐渐向下压，给左肩以适当压力，将右大臂枕在头后，保持均匀呼吸，注意保持腰部、背部和颈后肌肉的挺直。

4 吸气，渐渐收回手臂。

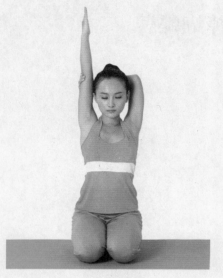

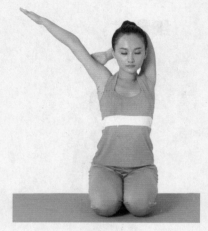

5 换相反方向运动。双臂向上伸展，左手握住右臂的手肘。

6 慢慢吐气，将右臂向下压，保持均匀的呼吸。

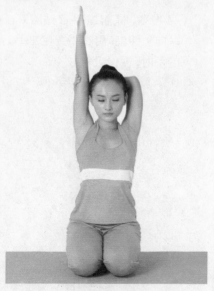

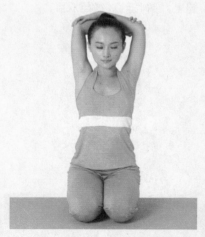

7 吸气，渐渐收回手臂。

8 双手于头后互握手肘，手肘向后伸展，轻轻地向后仰，保持10分钟，自然地呼吸。

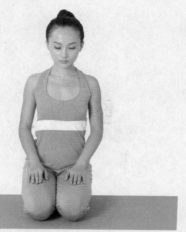

9 吐气，慢慢地还原；将双手打开，放松，调整呼吸；双臂轻轻垂下，放松，回到起始位置。

难度降级：（1）如感觉握住手肘有困难，可以先握住手臂进行练习；（2）双手握住手肘，可以先尝试手肘向上伸展，刚开始练习就向后伸展容易重心不稳失去平衡。

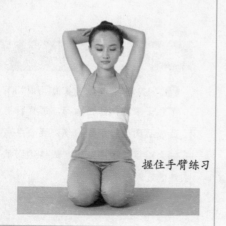

握住手臂练习

✖ 易犯错误

（1）下压手臂时容易出现手臂不直的情况；（2）也容易出现低头、身体前倾的情况。

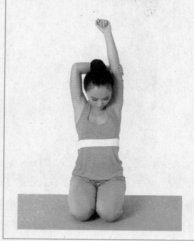

练习小叮咛

❶ 保持呼吸平稳均匀。❷ 双手握住手肘向后扩展时身体不要向左或向右倾斜。❸ 手臂尽量向下压，向后扩展手肘时注意腰部用力。

瘦身功效

细臂式能够有效地收紧手肘部肌肉，柔软和灵活肩关节，纤细手臂线条，收紧背部肌肉。

天线式

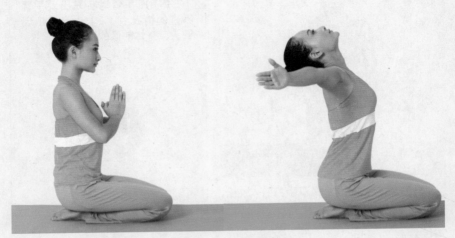

1 跪坐，保持金刚式坐姿，挺胸收腹坐好，双手于胸前合掌，调整好呼吸。

2 吸气，渐渐向上伸展手臂，双手渐渐打开，向身体两侧伸展，掌心向前，同时头部往上仰，身体逐渐向后仰，放松脖子，保持均匀呼吸。

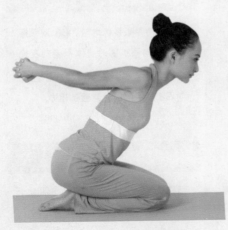

3 渐渐地收回头，而双手在背后反向相握，十指交叉，头部向上，身体摆正。

练习小叮咛

1 保持均匀呼吸。2 练习时切不可急于求成，勉强练习，那样容易造成肌肉或软组织拉伤，要一点点加大难度，循序渐进，最终达到锻炼的效果。

瘦身功效

天线式能够有效地使肩部、手臂得到全方位练习，使肌肉都得到拉伸和锻炼，是瘦手臂的一个十分有效的练习。

4 上身往前倾，慢慢地将额头靠近地面，使手臂在后侧举高，尽量指向天花板，保持均匀的呼吸。坚持几秒。

难度降级：双手在背部反向相握有困难的话，可以先尝试以指尖互相勾住，或者两手靠近即可；在做第4步练习时，可以根据个人自身情况，身体轻轻前倾即可。

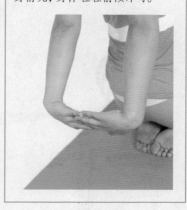

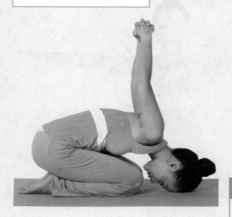

5 再吸气，渐渐抬起头，身体还原到最初位置，调整呼吸，放松。

✖ 易犯错误

跪坐时双腿没有并拢；手臂在身体后侧举高时，上半身弯曲。

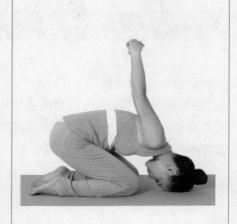

鹰式

 动作图解

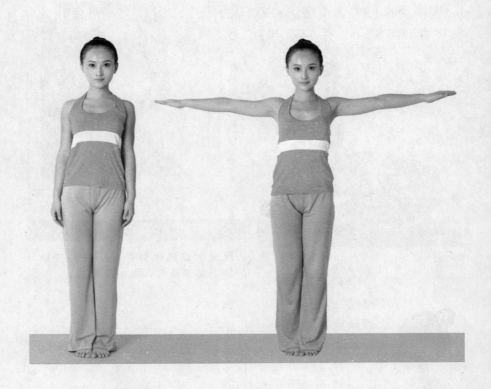

1 自然站立，双脚并拢，双手自然放在身体两侧，挺直身体，目视前方，调整呼吸。

2 吸气，双手从体侧向上平举，与肩同高，两手臂尽量向两端延伸，感觉到两只手臂被拉长，注意背部保持直立，颈部挺直，平视前方。

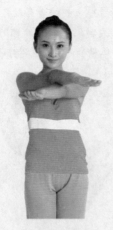

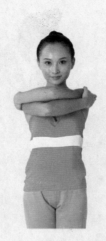

3 呼气，双臂向身体前侧平移至体前交叉，两手肘相叠，左臂在下，右臂在上。

4 双肘向内弯曲，左手环抱住右肩，右手环抱住左肩。

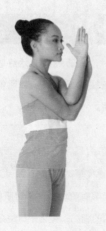

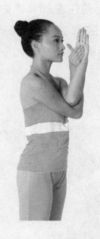

5 松开双手，两小臂向上举起，两手背相对。

6 两手臂向下交叠姿势不变，翻转手腕，让两掌心相对，肘关节重叠在一起。

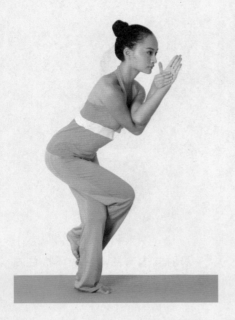

难度降级：初练者可以将脚勾腿的姿势改为脚尖点住腿外侧的地面，以增加身体平衡感，其他姿势保持不变。

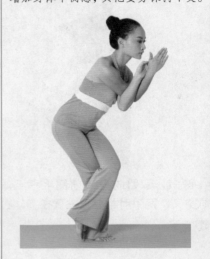

7 手臂姿势不变，右腿跨过左腿，右脚脚趾勾住左脚脚踝内侧的上方部位，双膝弯曲，身体微微下蹲，上半身向前倾，保持姿势 15~20 秒。

练习小叮咛

练习时，腹部肌肉要始终收紧，站立的那条腿要保持好身体平衡，不要左右晃动。

瘦身功效

鹰式能够有效地拉伸手臂肌肉，消除上臂堆积的脂肪，美化手臂线条。

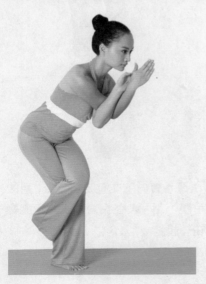

8 放下左腿，松开双手，恢复站立姿势，休息片刻后，换另一条腿重复动作，保持 15~20 秒。

第四章　瘦背，塑造骨感美背

▶ 脊柱扭转式

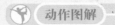 动作图解

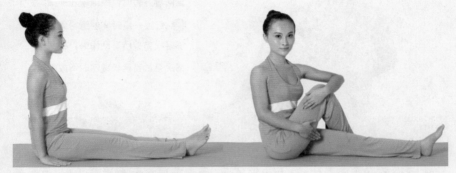

1 坐在地面上，双腿向前并拢伸直，挺直腰背，双手自然垂放在身体两侧，掌心贴地，眼睛平视前方。

2 左腿伸直不动，弯曲右腿，抬起跨过左腿，上半身保持直立不动，两手分别扶住右大腿。

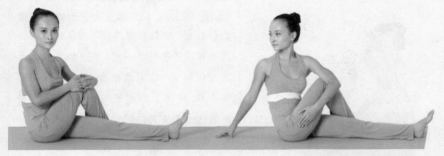

3 吸气，抬起左手臂，右手叠放在左手上或者双手十指交叉，两手臂端平，眼睛依然看向前方。

4 呼气，左臂环抱住右大腿和膝盖，右手移到臀部后方，指尖点地，手臂伸直，脊柱和头部向右后方扭转,眼睛看向身体后方。

瘦身功效

脊柱扭转式能够有效地锻炼背部的肌肉，减掉背部多余赘肉，还可减轻背痛，消除疲劳。

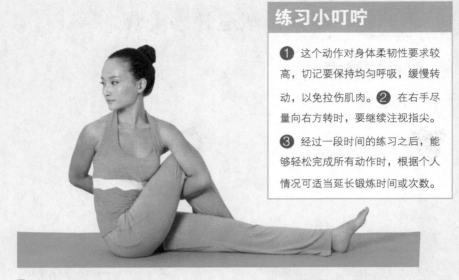

5 上身继续向右后方扭转，右手臂弯曲，左手臂穿过右膝盖窝向后，与右手在背后交叉相握，眼睛看向肩后方。也可以左腿屈膝，左脚跟置于右臀下，做完成式，保持此姿势20秒。

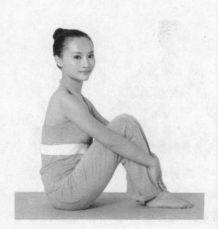

难度降级：(1)部分人由于髋和腿后肌群较紧，所以后侧肩膀不能保持水平，这时可以将手外移一点。(2)如果身体无法扭转到双手在背后相握，可以只练习到第4步，将伸直的左腿向内弯曲，让左脚跟靠近右侧臀部。

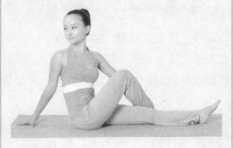

6 用相反的程序恢复原状，稍事休息，换身体另一边做同样的练习。

▶ 蝗虫式

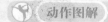
动作图解

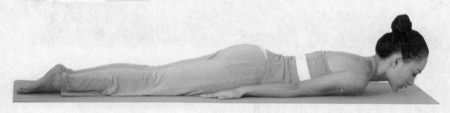

❶ 身体平趴于地面上，双手掌心向下放在身体两侧。

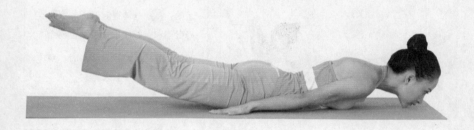

❷ 两臂两手绷紧，将双腿同时抬离地面，两腿保持并拢与笔直状态；注意力放在臀部肌肉收缩的感觉上，保持这个姿势 5~6 秒。

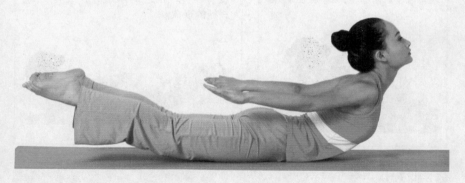

❸ 吸气，抬起双腿、头部、颈部、胸部，手臂同时向后向上伸展。

4 呼气，把腿和头部同时回复到预备姿势。

5 休息 5~10 秒，重复动作。

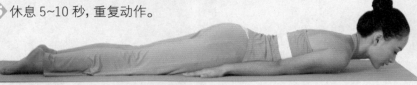

难度降级：对于初学者来说，可能抬起胸部和背部时感到有点困难，建议可以先利用椅子起辅助作用，这时可以把椅子放在身体前方，双手放在椅子上帮助抬起上身。

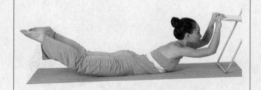

练习小叮咛

1 每日练习不要超过 4 次，怀孕或背部受伤的练习者不宜做这组运动；2 身体提起时，一定要收紧臀部和大腿肌肉，否则容易令下背部受伤；3 预备姿势时，身体保持一条直线，均匀呼吸。

加大难度：经过一段时间的练习之后，当你能很轻松地完成以上动作时，就可以适当加大动作难度，在第 3 步的基础上，双手抓住双脚。

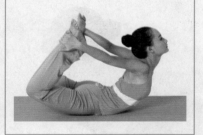

■ 易犯错误

在做第3步练习时，容易胸部、双手没有一同提起，手臂也容易弯曲；两腿没有并拢，出现向两边分开或者一高一低的现象。

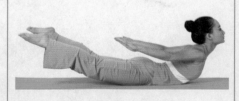

瘦身功效

蝗虫式能够有效地锻炼背部肌肉，促进背部血液循环，改善背部神经元，塑造完美背部线条。

▶ 下蹲美背式

 动作图解

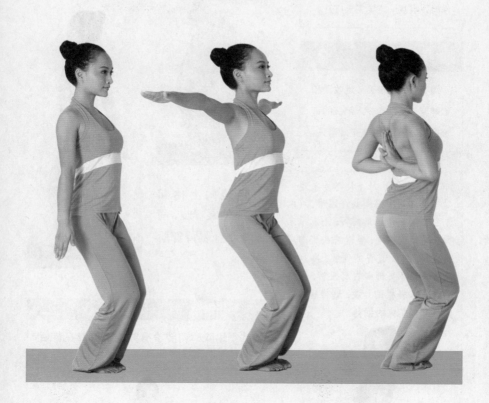

1 站立，屈膝，保持两腿并拢，双手自然垂放于身体两侧，背部缓缓向前倾。

2 双臂上举保持侧平举，与肩同高，掌心向下，挺胸，背部向前推。

3 双臂缓缓下垂，双手在背部合十，指尖向上，背部继续缓缓向前推。

练习小叮咛

① 整个运动过程中保持均匀平稳的呼吸。**②** 做第4步动作时，喉咙一定要完全打开。

瘦身功效

下蹲美背式能够有效地收紧和锻炼背部，消除令人困扰的背部赘肉，让背部线条更加漂亮。

难度降级： 对于初学者来说，如果在练习中感到些许困难，可以先尝试用毛巾辅助练习，用双手来握住毛巾的两端，慢慢将头部向左肩扭转，感受背脊的伸展；再换相反方向，将头部向右肩扭转，同样感受背部脊椎的伸展，这样也可以实现背部肌肉的锻炼。

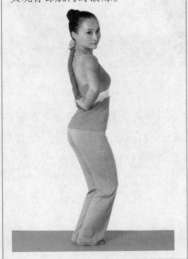

⑤ 双臂在背后慢慢伸直，渐渐向上抬起，保持肩部肌肉紧张，同时紧压背部肌肉。

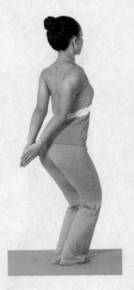

④ 轻轻向上抬起头部，伸展喉咙，同时向后舒展背部肌肉。

✗ 易犯错误

站立屈膝时两腿没有并拢，双臂在背后抬起时两臂没有伸直。

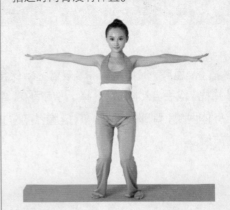

第五章 瘦腰，塑造杨柳小蛮腰

▶ 腰转动式

🎽 动作图解

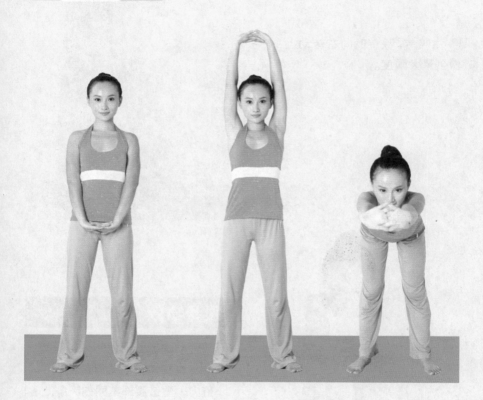

1 保持站立姿势，双脚打开，比肩略宽，十指交叉，双臂向下伸展，掌心向下。

2 吐气，翻转掌心向上，伸直手臂并指向天空，挺直脊背。

3 慢慢地用手臂带动肩部、背部、腰部向前倾，直到与地面平行，与腿部呈 90° 直角，眼睛看向手背，注意腰背挺直。

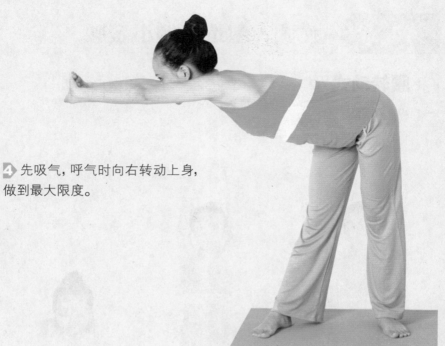

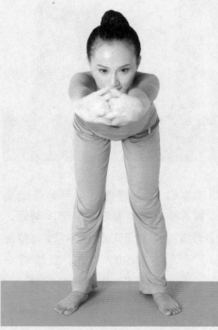

4 先吸气，呼气时向右转动上身，做到最大限度。

瘦身功效

腰转动式能够有效地通过身体的左右扭转，收紧腰部两侧的赘肉，塑造腰部美丽的线条。

5 吸气，渐渐地收回到中央。

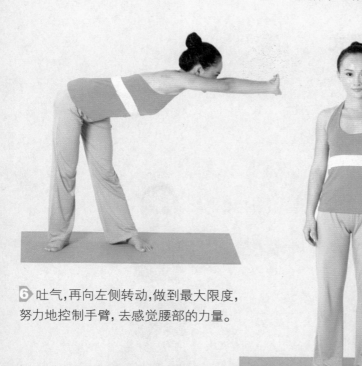

6 吐气,再向左侧转动,做到最大限度,
努力地控制手臂,去感觉腰部的力量。

☒ 易犯错误

弯腰扭转上身躯干时手臂没有伸
直, 腰部和脊柱没有挺直。

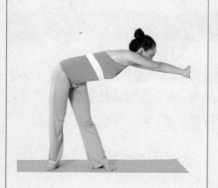

7 再吸气,收回手臂,收起背部,将
身体还原,放松,调整呼吸,双脚收回。

练习小叮咛

1 腿部可分开略大，以免重心不稳。

2 缓慢运动，并按动作要求配合呼吸，
保持呼吸均匀平稳。**3** 注意保持身体重
心不要偏斜，逐渐加大动作难度。**4** 刚
开始练习时可借助支撑物，弯腰时予以扶
住，起到支撑身体的作用。**5** 在弯腰扭
转上身躯干时，要注意手臂伸直，腰部和
脊柱也要挺直。

健身享瘦塑形瑜伽

三角伸展式

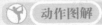动作图解

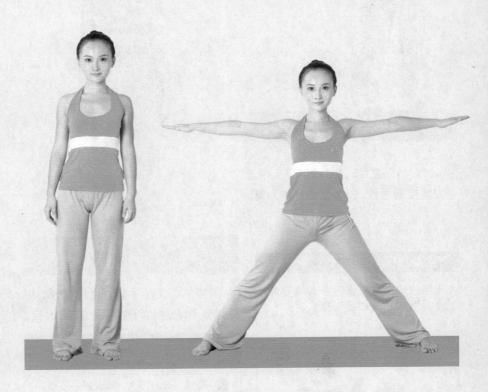

1 自然站立，双脚略分开，双臂自然下垂，目视前方，调整呼吸，让心态变得平和。

2 将双脚打开，约两个肩宽，两脚跟在同一条直线上，伸长吸气，双手手臂向两侧自然打开与地面平行，保持侧平举，掌心向下。

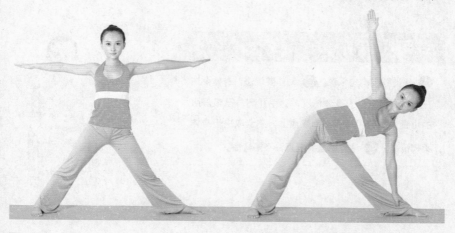

3 呼气，将左脚90°、右脚45°偏向身体右侧，右腿从内侧保持伸展，膝部保持绷直，身体尽量在同一个平面上，保持平稳的呼吸。

4 脚掌撑地，伸长吸气，感觉身体渐渐开始伸展开来，呼气，向左侧弯曲身体躯干，直到左手扶住左脚腕。

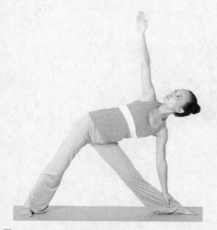

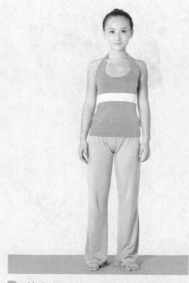

5 眼睛注视手指尖方向，向上伸展右臂，双臂呈一条直线，感受侧腰的拉伸，保持平稳的呼吸；伸长吸气，呼气时将右手贴向耳部，掌心向下，眼睛注视脚趾尖方向，放松颈部，上身尽量平行于地面，拉伸侧腰，保持3秒。

6 伸长吸气，吸气的时候弯曲膝盖，身体缓缓起身，将身体收回，活动一下双肩。

练习小叮咛

❶ 保持呼吸均匀平稳。❷ 动作要缓慢，身体要端正。❸ 根据个人身体情况，让手找到自己最舒服的位置，小腿、脚踝、脚或地上，完全取决于身体柔韧情况。❹ 注意膝盖要挺直，不要弯曲。

7 换另一侧做相同练习。

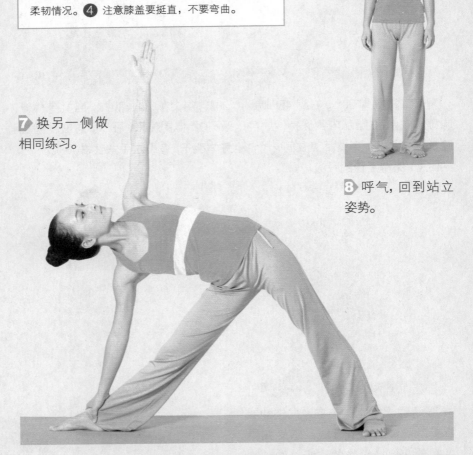

8 呼气，回到站立姿势。

瘦身功效

三角伸展式能够有效地减少腰部多余脂肪，促进腰部血液循环，让腰部更加纤细漂亮，同时还能拉伸臀部和手臂肌肉，纠正腿部畸形。

难度降级：（1）侧弯时，可先尝试曲膝，手肘置于膝盖上；（2）可以先平视或俯视，不必仰视；（3）恢复姿势时可以先微微弯曲膝盖；（4）侧弯时如果扶住脚腕有困难，可以先扶住小腿。

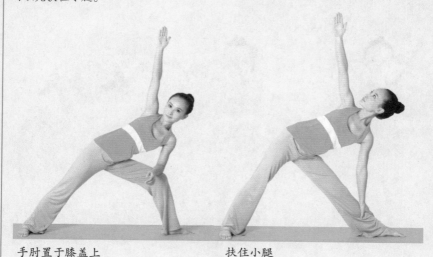

手肘置于膝盖上　　　　　　　　　　　　扶住小腿

加大难度：经过一段时间的练习之后，当你能很轻松地完成以上动作时，就可以适当加大动作难度，做第4步练习时，可以将左手掌完全放在地面上、脚前方或者后方。

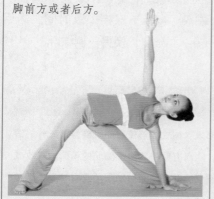

✖ 错误姿势

侧弯上身，手掌撑地时，同侧膝盖容易出现屈膝的情况。

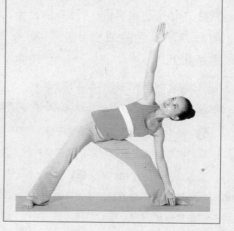

变形风吹树式

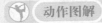 动作图解

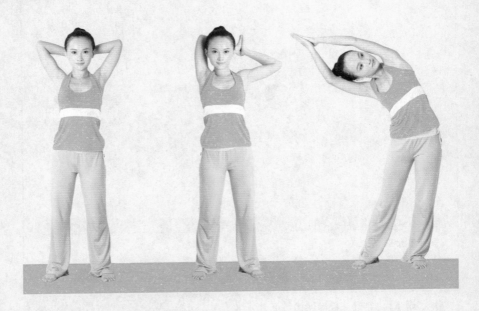

1 自然站立，上身挺直，双脚分开，稍稍内扣，向脊柱方向推动肩胛骨，肘部向后推，双手头后合十，手指朝上。

2 向左侧平行推动手臂，保持手指合十。感觉到胸部及身体左侧强烈拉伸。

3 手臂尽力伸展，腹部收紧，注意腿部绷直，不要弯曲膝盖。保持一段时间，然后换另一侧练习。

练习小叮咛

1 动作一定要缓慢，不要急于求成，达到身体极限就可以，边尝试边运动，以免拉伤肌肉；**2** 身体向一侧弯曲时，注意腿部不要弯曲，腹部要绷紧。

瘦身功效

变形风吹树式能够使腰部肌群得到充分的锻炼，从而有助于腰腹部脂肪的消除，有效减少腰侧脂肪，同时有助于矫正脊柱不正、缓解脊柱压力。

第六章 收腹！瘦腹！打造平坦小腹

▶ 海浪式

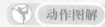 动作图解

1 自然站立，双手自然下垂于身体两侧，身体垂直站立，保持颈部挺直，目视前方。

2 双脚打开，两脚之间的距离略比肩宽，脚尖朝向身体的正前方，双手打开与肩平，五指并拢，掌心向下，保持背部直立。

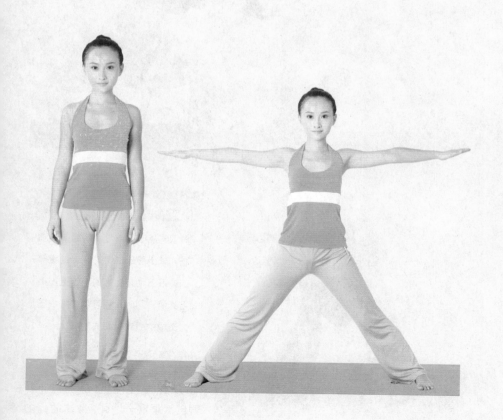

3 上身向左侧下沉，左手放到左脚的脚踝处，右手尽量向上挺伸，两手臂要在同一直线上，眼睛看右手指尖方向，胸背直立。

4 吐气，双腿呈屈蹲姿势，大腿平行于地面。同时右手指尖点地，左手向上延伸，拉伸侧腹部肌肉，此姿势保持 10 秒。

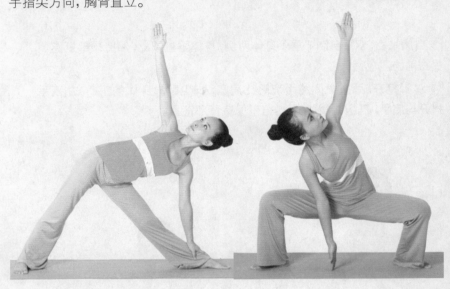

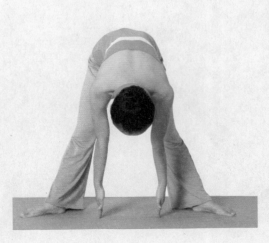

瘦身功效

海浪式能够有效地燃烧腹部的脂肪，减少腹部的赘肉，促进腹部的血液流动，让你的小腹更加平坦光滑；同时，还可以减缓由压力造成的肌肉僵硬与酸痛。

5 双腿慢慢伸直，俯身向下，手臂自然垂直于地面，身体放松。

难度降级：如果你的腰部弯曲有困难，可以双腿打开稍比肩宽，下蹲，手放于膝盖上即可。

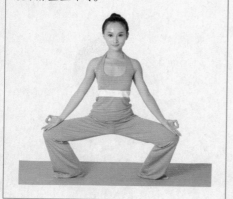

加大难度：在做第4步时，如果很容易做到，可以加大一些难度，可将指尖触地改为手掌撑地。

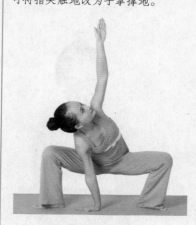

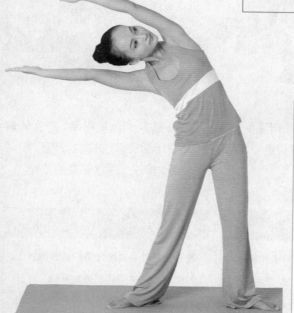

练习小叮咛

❶ 做动作时，身体不要僵化、死板。❷ 用手来带动身体，轻柔地左右摆动。❸ 屈蹲时膝盖不要超过脚尖，屈蹲的幅度容易过大或过小，注意掌握适宜的幅度。❹ 运动时不要忘记配合呼吸。

❻ 以胯部为轴，呼吸时手臂保持伸直，带动腰部顺时针画圈，使腰、腹受到充分刺激。反方向重复一次。

磨豆式

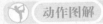 动作图解

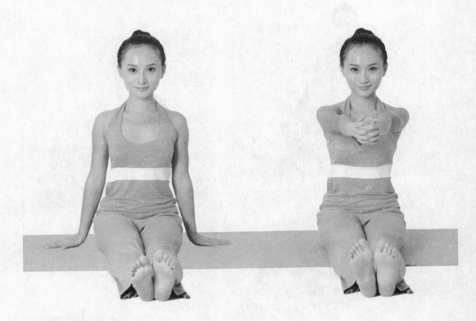

1 坐在地面上，双手撑地，两腿向前伸出并挺直，脚板勾起，保持腰背直立，眼睛看向前方，注意调整呼吸。

2 将两臂向前平举，在身体前方十指交叉，并向前伸直，眼睛看向前方，注意呼吸的节奏。

练习小叮咛

做瑜伽动作时，一定要配合以呼吸和意念，并保证呼吸的均匀。注意不要刻意地去呼吸，否则动作做起来会显得不自然。

瘦身功效

磨豆式能够有效地燃烧你的腰围线上的脂肪，让你的腰部更加纤细，腹部更加平坦，同时还可以按摩腹部的内脏器官，有效缓解便秘。

❸ 吸气，将上身下压，两臂随着上身尽量向前伸直平推，并保持双臂水平。注意不要弯曲膝盖，在极限处停止。

❹ 呼气，保持两臂平直的状态，向右转动身体，同时带动双手也转向右方。十指依旧紧握，双脚伸直，臀部不要离开地面。

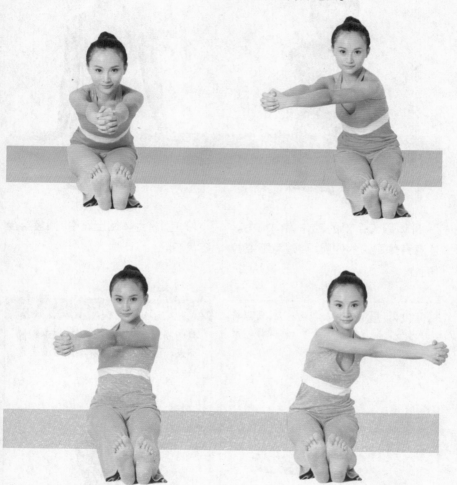

❺ 慢慢地，将身体向后靠。双脚保持在地面上，不要抬起。双手伸直。

❻ 双手弯曲，经过胸前向左边伸出，手部动作就像是磨豆子一样做圆周运动。双腿保持伸直，调整呼吸的节奏。

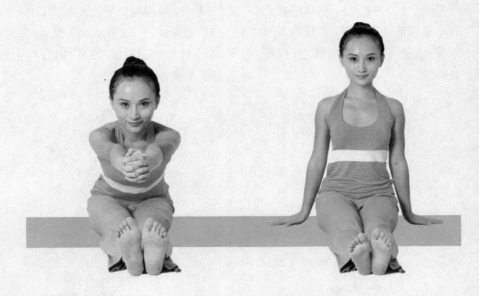

7 身体跟着手部的动作靠向前方。注意身体肌肉的伸展，要注意不要拉伤肌肉。

8 呼气，将身体回至正中，回复至坐姿状态。

加大难度： 练习一段时间后，可以将脚尖尽量向身体一侧压靠，让腿部的筋保持紧绷的状态。

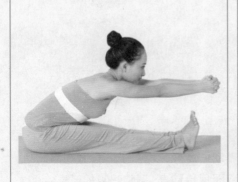

✕ 易犯错误

在做动作时，有些人的腿部可能伸不直，而且并拢不紧，脚面没有直立。

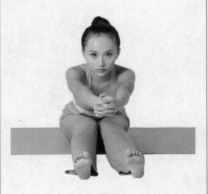

▶ 船式

🤸 动作图解

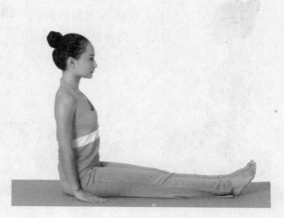

1 坐在地面上，双腿向前伸出，并保持挺直，手掌放于臀部的两侧位置，让手指指向前方，保持背部的直立，目视前方。

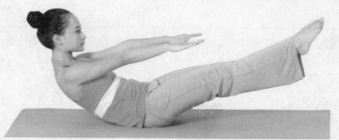

2 呼气将躯干慢慢向后靠，同时从地面抬起两腿，要保持膝盖紧绷，使腿笔直，脚趾冲向前方，双手离开地面，双臂向前方伸直，并与地面平行，靠近大腿。肩部和手掌应该在同一条水平线上，用臀部来维持自己的身体平衡。保持此姿势30秒。

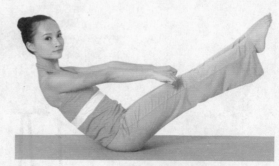

3 身体继续后仰，双手握拳，用整个腰部支撑身体的平衡，保持正常均匀的呼吸，保持此姿势30秒左右。

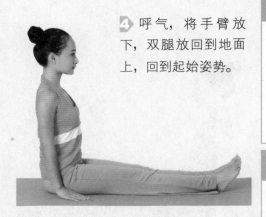

4 呼气，将手臂放下，双腿放回到地面上，回到起始姿势。

练习小叮咛

❶ 孕妇及患有低血压、心脏病、哮喘、失眠、头痛、腹泻等疾病的人士应避免做这一组动作。❷ 背部尽量挺直，令脊椎往上提，否则尾椎会往下压，导致背痛。

瘦身功效

船式瑜伽能够有效地消除腹部的脂肪，给你一个美丽平坦的腹部。

难度降级：双脚无法蹬直的话，可维持在屈膝姿势即可，或利用一张椅子置于脚下，支撑双脚。

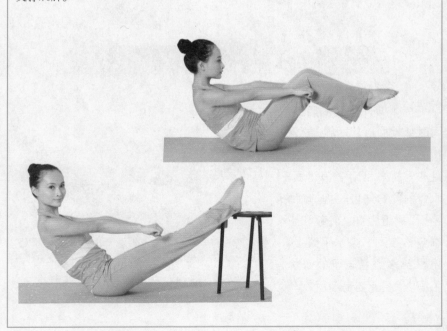

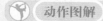

第七章 ▶ 瘦大腿，修炼纤长玉腿

▶ 美腿式

🤸 动作图解

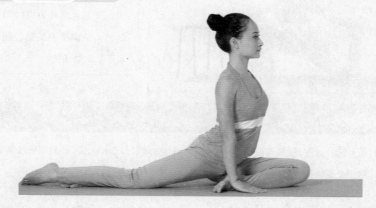

1 背部挺直，身体重心下降，左腿弯屈，小腿贴于地面，右腿向后延伸伸直放在地面上，双手放在身体的两侧，保持此姿势 30 秒。

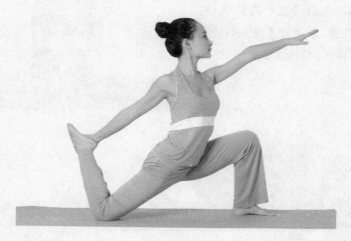

2 吸气，右小腿向上弯曲，用自己的右手反向抓住右脚内脚踝处，呼气，左手臂向前方延伸，保持身体稳定，自然呼吸 6 次。

难度降级：刚开始做第2步时，可能会身体不稳，可用伸展的那只手扶住墙或椅子，稳住身体，当能够达到规定动作标准后，再逐渐离开支撑物。

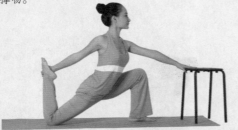

练习小叮咛

① 身体的伸展幅度一定要到位，否则可能身体就得不到完全的伸展。② 做动作时，要注意身体协调性和控制力，身体不要乱晃，动作也不要太过僵化。

瘦身功效

美腿式是专门针对臀、腿等部位的一种练习，能够有效地拉伸腿部肌肉，使腿部更加紧实、有力，腿型也更细长优美。

3 手臂放松，让右小腿回落到地面上，重心向后移，左腿屈腿姿势不变，翻转左腿，整个左腿外侧贴于地面，膝盖向前，左脚跟靠近左臀部，右手握住左脚，右手置于身前的地面上，支撑身体，保持此姿势20秒。

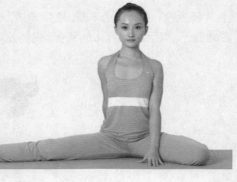

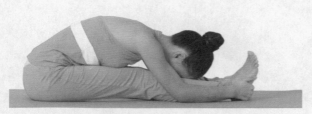

4 平坐，双腿向前伸直，身体前倾，呼气，用腹、胸、头依次向双腿靠拢，双手握住双脚脚底，保持自然呼吸，保持此姿势20秒。

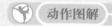

踩单车式

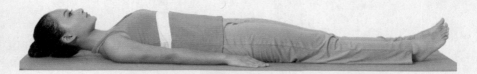
动作图解

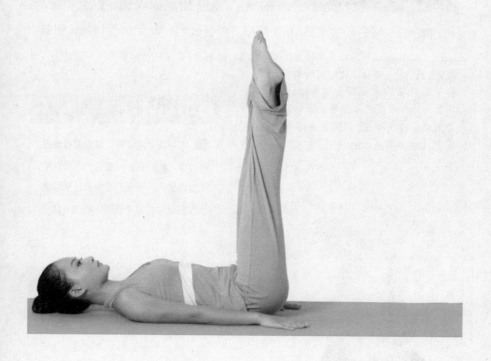

1 将身体仰卧在地面上,伸直双腿,双臂自然放于身体两侧,掌心向下,微闭目,调整呼吸,让呼吸变得均匀。

2 慢慢地将双腿抬离地面,与地面夹角在 60° 以上,上身放轻松。

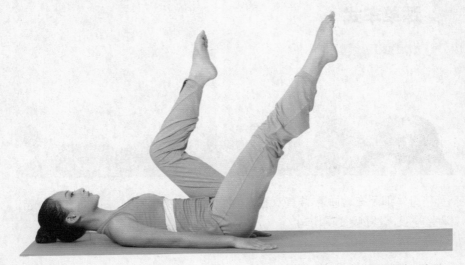

3 像骑自行车似的运动双腿，正反两个方向各做 12 次，始终保持顺畅呼吸。

加大难度：经过一段时间的练习之后，当你能很轻松地完成以上动作时，就可以适当加大动作难度可以尽量让腰部直立起来，并用双手扶住腰部，以保持身体的平衡；次数可以根据你身体的状况，由 12 次适当增加。

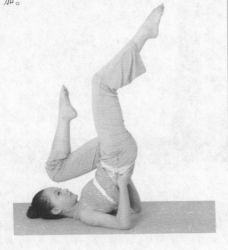

练习小叮咛

1 练习这个体位时，膝盖要有伸直的过程。**2** 长时间做这个动作，由于运动量大，呼吸容易急促，要注意动作配合均匀的呼吸来完成这个体位练习。

瘦身功效

踩单车式能够有效地燃烧大腿的脂肪，促进大腿部的血液流动，让腿部变得更加纤细和富有美感。

▶ 单腿天鹅平衡式

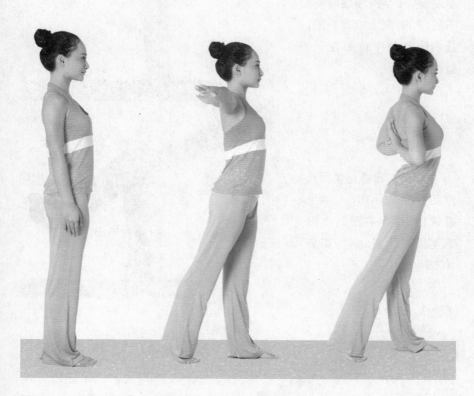

1 站直身体，双脚并拢，双手自然放在身体两侧，挺直腰背，眼睛平视前方，均匀呼吸。

2 吸气，左腿伸直不变，右腿向后迈一步，右脚脚尖点地，两臂两侧平举，与肩同高。

3 呼气，双臂绕至背后，弯曲双肘，双手在背后合十，腰背挺直。

4 深呼吸，将身体重量移至左腿，上半身慢慢向前向下屈，同时向上抬高右腿，让右腿和整个背部在一条直线上。

5 左脚趾牢牢抓住垫面，保持好身体平衡，上半身继续向下屈，右腿向上抬高至极限位置，保持姿势约15秒。

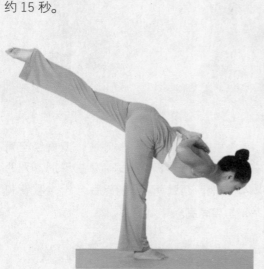

6 慢慢放下右腿，起始姿势，休息片刻后，换另一条腿重复动作。

难度降级： 初学者刚开始做时，可能做不到双手在背后合十的动作，可以在背后相握，也可以双手在身体两侧伸展，以维持身体平衡。

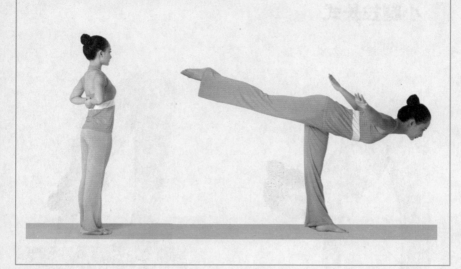

✖ 易犯错误

膝盖弯曲，含胸。

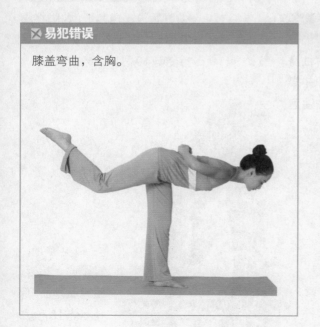

练习小叮咛

练习这个体位时，要保持膝部挺直。

瘦身功效

单腿天鹅平衡式能够有效地增加腿部肌肉力量，拉伸大腿、小腿，消除腿部脂肪，让腿形变得更加笔直纤细，还能大大提高身体平衡感。

<table>
<tr><td>第八章</td><td>瘦小腿，击退萝卜腿</td></tr>
</table>

小腿拉长式

🌏 动作图解

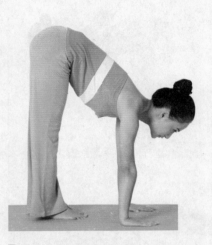

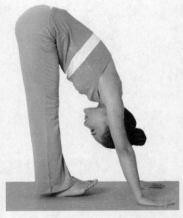

2 脚后跟慢慢落地，勾脚将脚尖抬起向上，双眼看脚尖，保持姿势10秒。

1 站立，双腿并拢，上体曲身向下压，让两手掌着地，并撑住地面，手臂与肩同宽，注意双腿一定要呈直立的状态。

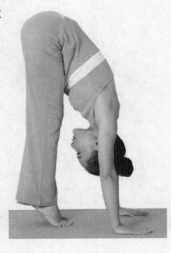

3 脚尖着地，脚跟向上抬起，眼睛看地面，保持姿势10秒。

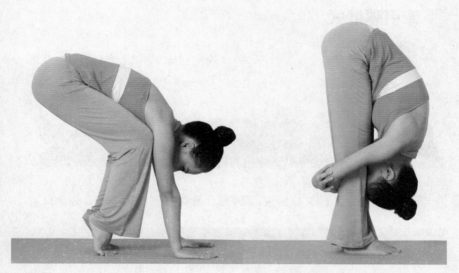

4 脚尖着地，脚后跟抬起，屈膝，尽量将双膝与胯部齐平，抬眼向前下方看。

5 脚掌慢慢回到地面，双臂回抱小腿后侧，额头贴住小腿；双腿并拢，双膝不要弯曲,吐气可减轻疼痛感。

✖ 易犯错误

腿部绷得不直，双膝弯曲。

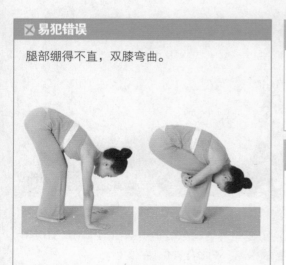

练习小叮咛

练习这个体位时，当脚跟或脚尖向上抬起时，臀部尽量上顶，注意保持均匀呼吸。

瘦身功效

小腿拉长式能够有效地燃烧小腿部的脂肪，拉伸腿部韧带，活动踝关节，让小腿显得更加匀称，帮助塑造纤纤细腿。

牵引腿肚式

动作图解

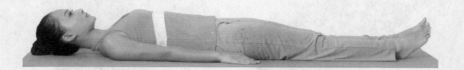

1 仰卧于地面上，双腿并拢伸直，双手放于身体两侧，掌心向下，微闭目。

练习小叮咛

练习这个体位时，要尽量保持双腿的直立，背部紧贴地面，双手在两侧支撑，起到平衡身体的作用，呼吸放松，要轻松自然。

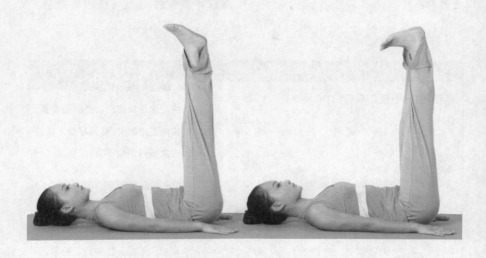

2 双脚向上抬起，双腿抬高，与地面垂直，双手置于身体两侧，上身放松。

3 两脚回勾，感觉小腿肚的拉伸，此姿势保持 20 秒。

4 脚尖绷直,放松小腿肚,
此姿势保持 20 秒。

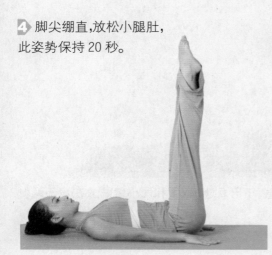

瘦身功效

牵引腿肚式能够有效地上提小腿
肚，燃烧小腿脂肪，也可以拉长
小腿肚的线条，预防小腿肌肉外
扩，还能消除大腿部位和腹部多
余的脂肪。

5 勾绷脚重复练习5~10次后,
放下双腿,放松调息,整个练习
过程保持自然的呼吸。

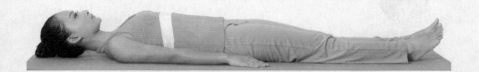

难度降级：如果你是一个初学者,可能
双腿在抬起的过程中并不拢,可以借助瑜伽
带或绳子,在脚踝处进行捆绑,也可借助瑜
伽带辅助腿部的抬起。

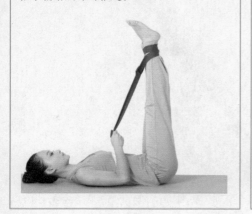

✖易犯错误

练习这个体位时，容易腿部绷
不直，腹部肌肉松懈。

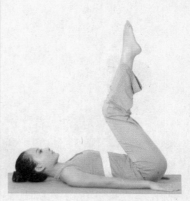

后抬腿式

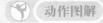 动作图解

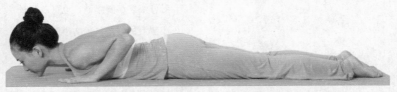

① 俯卧在地面上，双腿并拢伸直，下巴点地，双手和两小臂贴放在肩部两侧的垫面上，调整呼吸。

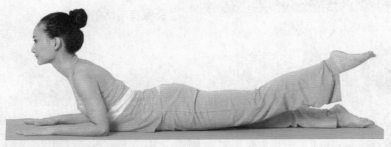

② 吸气，头部和肩部向上抬起，两小臂向前移动，让两手肘在头部正下方，同时向上抬高左腿，右脚尖绷直。

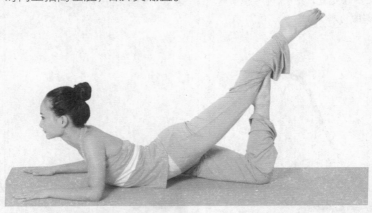

③ 吸气，向上弯曲右膝，右脚脚掌抵住左膝盖，眼睛看向前方，保持姿势20秒。

④ 慢慢放下双腿，换另一边重复动作。然后身体呈仰
卧姿势放松休息。

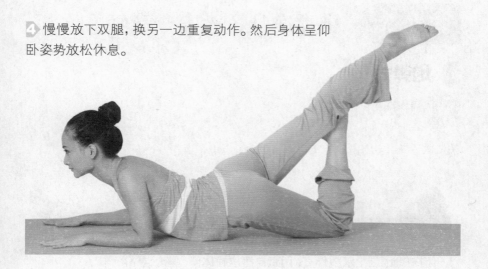

瘦身功效

后抬腿式能够有效地促进
下半身血液循环，全面拉
伸腿部线条，锻炼小腿后
侧肌肉，使腿部更纤细。

练习小叮咛

注意腹部紧绷并紧贴地
面，抬起的腿部保持
挺直。

☒ 易犯错误

容易不自觉地出现含胸低头、抬起的腿部弯曲等
情况，这样会影响练习效果。

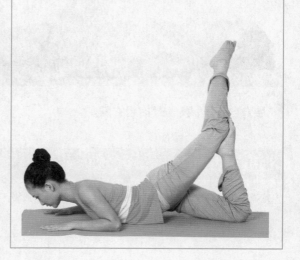

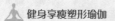

第九章 ▶ 排毒净身，无毒一身轻

▶ 炮弹式

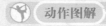 动作图解

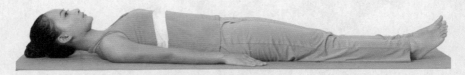

1 仰卧在地面上，双腿伸直，两臂自然放在体侧，掌心向下。

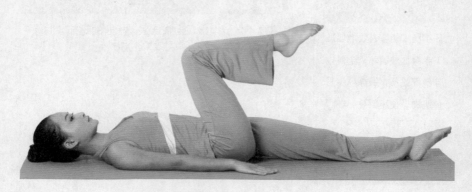

2 腰背向下压，吸气时抬起右膝。

瘦身功效

炮弹式能够有效地排出体内废气，净化血液，消除便秘，美化肌肤；还能收缩腹部，是女性恢复身段线条的练习姿式。

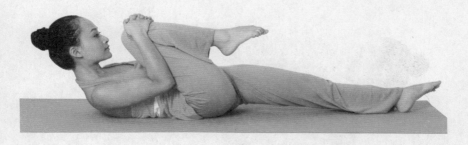

③ 十指相交，抱住右膝，同时呼气，并轻轻地把右膝拉到胸前，尽可能做到头点右膝盖。

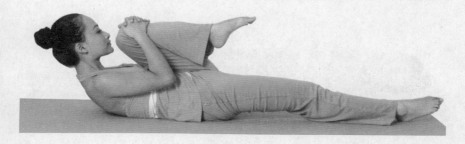

④ 呼气时，腿和手臂慢慢地放回地上，换边做左腿。

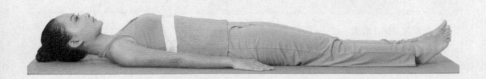

⑤ 呼气时，腿和手臂慢慢地放回地上，平躺在地上，回到起始姿势。

练习小叮咛

练习时要配合着呼吸，一呼一吸都要深、缓、均匀。

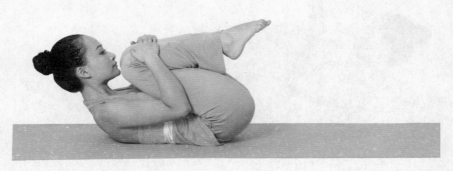

6 吸气时,同时抬起两膝;呼气时,双手十指相扣抱住双膝,并轻轻地把双膝拉到胸前,收腹并彻底地呼气。

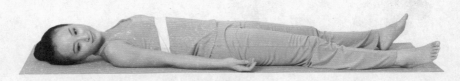

7 吸气时,伸直手臂,膝盖离开胸部,并保持片刻;呼气时,手臂和双脚回到地上,保持弯膝的姿势;两脚往前滑,顺势伸直双腿,放松休息一会儿,这是一个回合。做 2~5 个回合。

<table>
</table>

✖ 易犯错误

练习第3、第4步时,与地面接触的那条腿可能会伸不直,从而会影响效果。

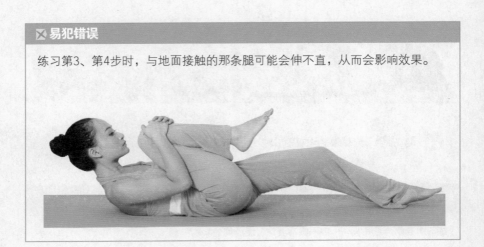

▶ 叭喇狗式

🧘 动作图解

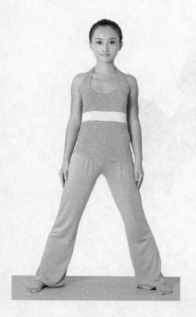

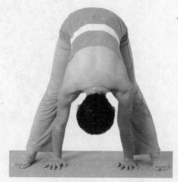

3 呼气，上身向前折叠，挺直腰背，双手落在两脚之间的地面上，手掌撑地。

1 站立，双腿分开，约一个半肩宽的距离，双手自然放在身体两侧，眼睛平视前方，均匀呼吸。

2 吸气，两手臂向上举起，双手在头顶合十，两臂尽量向上延伸，同时让脊柱也尽量向上伸展。

练习小叮咛

在练习叭喇狗式体式的时候，要求腰、背部保持在同一平面内；头部、颈部不好的人，不要过度抬头；在练习过程中，无论是站立还是俯身折叠，都应保持上半身挺直，脊柱不要弯曲。

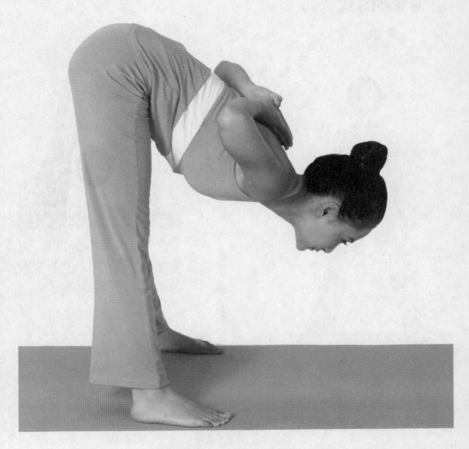

4 双腿伸直保持不动,将身体重心放在两条腿上,慢慢抬起上半身,弯曲手肘,双手在背后合十,指尖指向头顶的方向。深呼吸,上半身再一次向下俯身折叠,抬起头部,眼睛注视前方的地面,保持姿势15秒。

瘦身功效

叭喇狗式能够有效地改善人的消化功能,排出身体内的毒素,增加上身躯体和头部区域的血流供应,还可以伸展骨盆区域和两腿肌肉群。

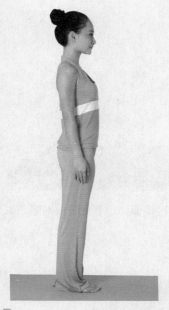

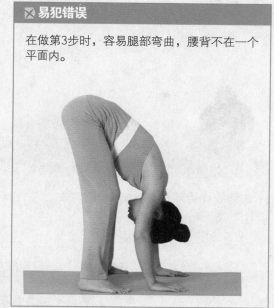

易犯错误

在做第3步时，容易腿部弯曲，腰背不在一个平面内。

⑤ 然后慢慢松开双手，直起上半身，收回双腿，自然站立。

难度降级：(1)初练者可循序渐进,适当降低动作的停留时间;(2)若双手难以在背后合十,可以改为容易一点的双手叉腰。

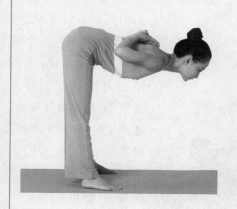

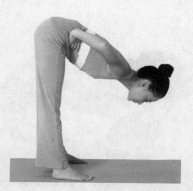

弓式

 动作图解

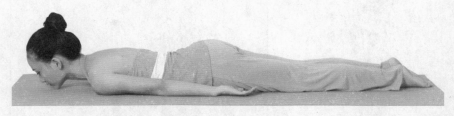

1 由俯卧姿势开始,身体俯卧在地面上,下巴接触地面,缓慢而深长地吸气,屏住呼吸。

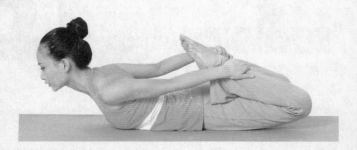

2 屈起双膝,向上抬起小腿,双手向后握住双脚脚腕。

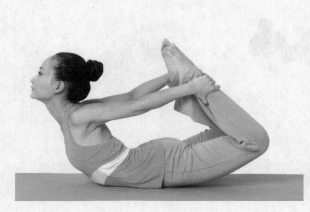

3 吸气结束时,将头部抬起并让颈部挺直。稍稍停留一下,双手开始向后拉动双腿,向后拉到力所能及的最大限度,使胸腹离开地面,注意动作要缓慢柔和,膝盖可以分开,目视天空,屏住呼吸保持上述姿势10秒钟。

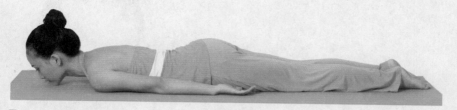

4 放开脚踝，使其慢慢地还原到地面，休息 10 秒钟再次重复一遍这个姿势。

练习小叮咛

1 尽量保持姿势的稳定性，配合好呼吸。

2 做此动作时要循序渐进，不可生拉硬扯，以免身体受伤。

瘦身功效

弓式能够有效地刺激消化，排出体内的毒素，让身体变得更加轻盈；同时，还能紧缩大腿肌肉，美化臀部线条，预防臀部下垂，强化大腿力量，并消除背部赘肉。

🗙 易犯错误

做这个动作容易过急，向后拉不到最大的限度。双腿和双臂向外撇是错误的。

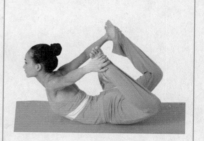

难度降级：初练者有些动作实在完不成，可以先只抓住一个脚踝进行练习，练习抓住单侧脚踝反弓式时，其呼吸、仰体、姿势停顿、复原等步骤，均与抓住两侧脚踝的做法相同。所不同的是，当一条腿弯曲向后牵拉时，另一条腿则应该紧贴地面。

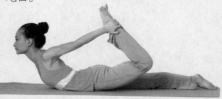

加大难度：如果可能的话，踝骨可以并拢。

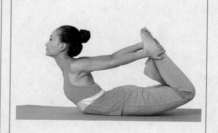

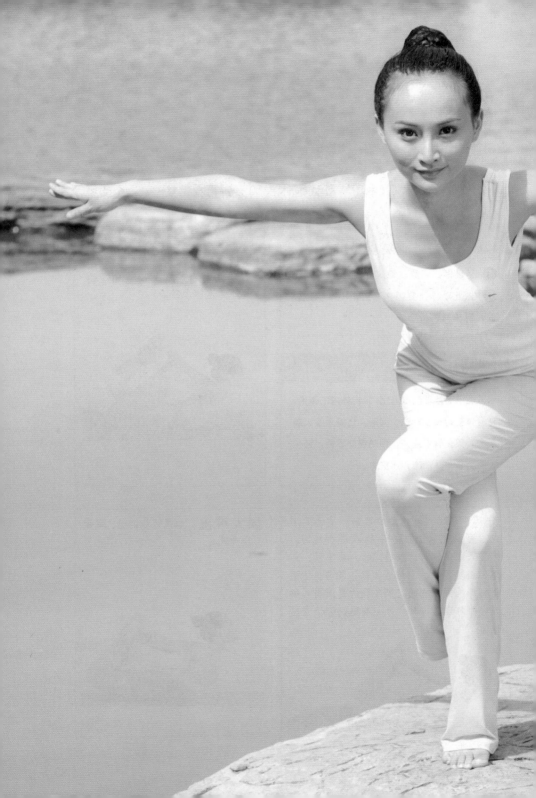

塑形篇：

一招瑜伽，10 分钟打造 "S" 形身材

拥有漂亮的 "S" 形身材，可以说是所有女人的梦想。拥有这样身材的女人，会平添一份魅力，多一份自信。但在我们身边的女人，很多并不是天生就拥有这样的身材，而是需要靠后天的减肥塑形来打造。因此，减肥塑形成了很多女人的一份永远不会辞掉的职业。瑜伽，作为减肥塑身的方式之一，它拥有独特的塑身纤体功效，为爱美的人们提供了一种时尚、安全、有效的塑身方式。

骨骼决定你的身体姿态

为什么说骨骼决定你的身体姿态呢？那是因为骨骼不仅对人体起着重要的支撑作用，而且骨骼的形成状况决定着你的身体比例。骨骼是人体的支架，是完美体形的基础。一个人如果没有了骨骼，那只能是瘫在地上的一堆软组织，就谈不上什么身体的姿态了。骨骼犹如一个建筑物的钢筋水泥框架，有了这个坚固的框架，才能安全地建造。每个人都有自己的骨骼，相同的是每个人的骨骼都是 206 块，分为颅骨、躯干骨和四肢骨三部分，不同的是每个人骨骼的形状、大小、质量都是不一样的，这也直接影响了人体的外部形态，形成了不同的体形。

为什么说每个人骨骼的形状、大小、质量都是不一样的呢？这既有先天遗传的原因，也有后天习惯养成影响了骨骼生长的原因。比如，在饮食方面不注重饮食的营养均衡。要知道，人体除了需要保障足够的热量外，蛋白质和维生素 A、维生素 C、维生素 D 对骨骼的生长也有重要的作用，比如，维生素 A 可以对成骨细胞和破骨细胞进行调节和平衡，以保持骨的正常生长；维生素 C 可以促进骨胶原纤维与骨基质的生成，如果缺乏维生素 C，骨的生长可能就会停滞不前；维生素 D 能促进肠对钙和磷的吸收，缺乏维生素 D 时体内钙、磷就会减少，很容易导致骨质软化。

在日常生活和工作中，长时间地保持不正确的姿势，也会导致身体不同程度的骨骼变形，从而扭曲了身体原有的自然线条，因此很多爱美女士常常觉得自己看起来不够修长。研究也进一步表明：在人的一生中，体重、肌肉拉力、体力运动等都会影响骨骼的生长，经常受肌肉牵拉的部位，骨骼明显较其他部位的变化突出，从而影响了全身骨骼的比例和身体姿态的协调完美。

很多爱美的女性在减肥的过程中，总是感叹自己瘦不下来。其实很多人都只注重减掉身上的脂肪，却忽视了骨骼对减肥的影响。因为骨骼是由一小片一小片的骨头组织所组合而成的，平时在做拿重物，或是一直翘同一只脚之类的动作时，如果不在意日常生活中的这些小细节，它们就可能成为造成骨骼歪斜的罪魁祸首。

一旦骨骼歪斜了，身体就会显得不平衡，为了弥补身体的不平衡，就会造成肌肉不平衡的发展，那些使用不到的部分肌肉就会转为累积脂肪，淋巴毒素也会趁机沉积在空出来的部位，形成赘肉，可见骨骼歪斜也可能导致四肢、腰腹和臀部脂肪堆积，导致肥胖的产生。美体专家强调，骨骼是身体的黄金中枢，影响着全身上下的体液循环和脂肪分布，决定着身材、体态。一旦骨骼位置歪斜，就会拉长那些力量相对薄弱的肌肉，被拉长的肌肉变得僵化、无法控制脏器平衡，从而延缓全身的新陈代谢速率、妨碍体内废弃物的排泄，导致摄取的碳水化合物和脂肪在大腿、腰腹部和臀部周围大量囤积。

那么，当我们发现自己的身体歪掉了，该如何纠正这些变形的骨骼，让骨骼更加端正协调，让身体姿态更加协调完美呢？在各式各样的塑身方式层出不穷的今天，很多女性都选择节食、运动来重塑身形，诚然，这样的塑身方式是有一定效果，但稍有不当，对人体的伤害也非常大，并且这些塑身形式未必能够纠正骨骼歪斜所致的肥胖。建议你不妨通过练习瑜伽来纠正身体歪斜问题，尤其是一些伸展性、弯、转、扭动、屈压瑜伽的体位法，它们能够提高身体的强度和灵活度，改善身体的僵硬状态，同时帮助血液循环，有效改善骨骼歪斜，恢复身体平衡，平时再配合矫正不正确的姿势，重新拥有更加迷人的线条不是难事。更为重要的是，它安全实用、不会反弹。

第一章 ▶ 矫正脊柱弯曲，扶正歪掉的身形

▶ 扭转莲花脊柱式

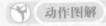 动作图解

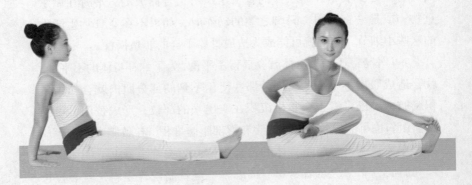

1 坐在地面上,上身直立,双腿向前伸直,双手放于身后,挺直腰背,目视前方。

2 曲左腿,将左脚放在右大腿根部,脚掌向上,呼气,左臂向前伸出,左手抓住右脚脚趾,将右臂收向背部,右手手背揽住腰的左侧。

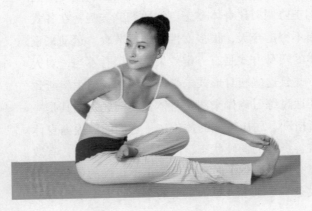

3 吸气,然后呼气,同时头部和上身躯干尽量向右转,保持20秒自然呼吸。

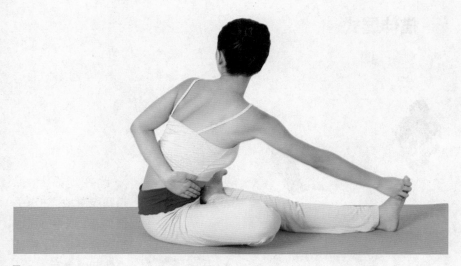

④ 然后换另一侧。

✗ 易犯错误

上身含胸塌腰。

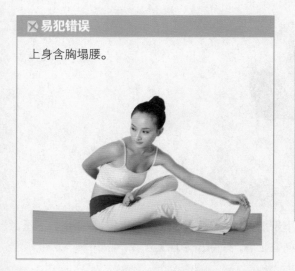

练习小叮咛

① 向前伸手臂时，要注意背部不要弯曲，尽可能保持挺直的状态。② 呼吸要与动作紧密配合。③ 注意坐正身体，伸直的那条腿不要弯曲。

塑形功效

扭转莲花脊柱式能够有效地伸展和活化脊柱，矫正脊柱弯曲，放松肩关节，还能预防背痛。

猫伸展式

动作图解

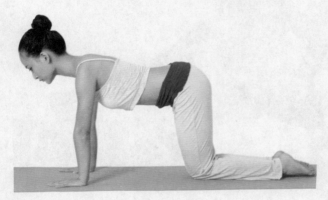

1 跪在地面上,保持四肢着地,注意手臂伸直,双手下压,脚背紧贴地面,脚趾自然朝向身后。

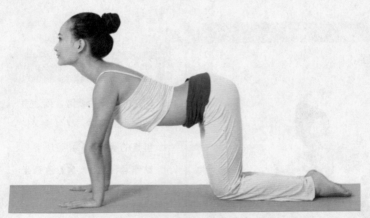

2 缓慢地吸气,脊柱轻缓向下部凹下,胸部和臀部尽力向上提,双手用力下压,保持手肘伸直,直视前方或稍往上看,保持 5~10 秒。

练习小叮咛

1 注意动作配合呼吸一起做,要做得自然、连贯、顺畅。 **2** 如果要放缓体位练习的节奏,可在练习中采用轻细的呼吸。 **3** 尾骨在拱背时内收,背部凹下时则抬高。

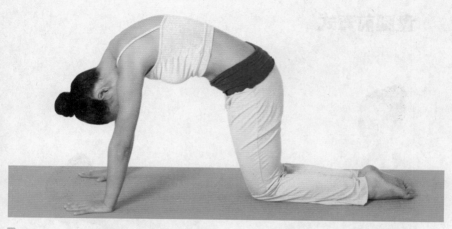

3 慢慢地呼气,将整个背部拱起,将头下垂,下巴和臀部轻轻内收,保持5~10秒。

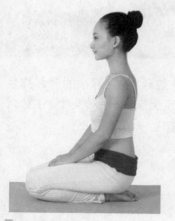

难度降级： 练习过程中,如果手腕感觉不适,可将毛巾卷起,掌根压在毛巾边缘,手指在地上,减小手腕的夹角。

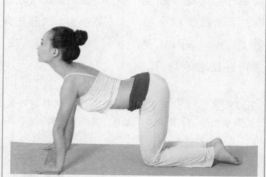

4 交替做背部—凹—拱的动作,保持平稳顺畅地呼吸。重复5~12次。然后两手逐步收回,坐到脚跟上,放松身体。

塑形功效

猫伸展式可以有效地增强脊柱的弹性和髋部的灵活性,让脊柱的功能得到改善,矫正脊柱弯曲；同时,还可以放松紧绷的肩颈部,伸展背部,美化颈肩线条,消除老虎背。

盘腿前弯式

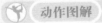 动作图解

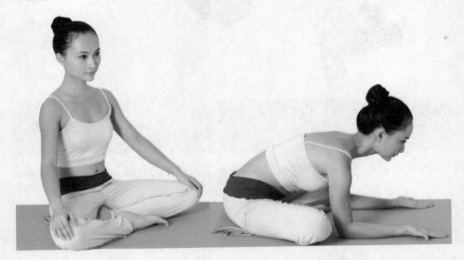

1️⃣ 在尾椎下方垫一条毯子，双腿自然盘腿；双手自然放于膝盖上，手心向下，上身保持直立，目视前方。

2️⃣ 呼气，将身体往前延展，用双手的肘部撑住地面，小臂与地面完全接触，手心向上，注意背部挺直，颈部与背部呈一条直线。

难度降级：如果不能完全俯下上身，可适当降低俯身幅度，也可以在手臂下垫上枕头等辅助物，降低身体下幅度，但伸直手臂时，要尽量前伸，以达到最佳习练效果。

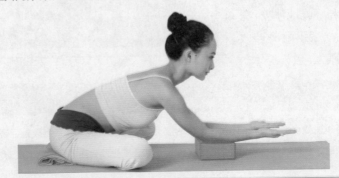

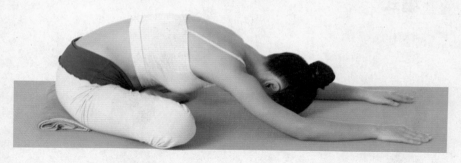

3 身体进一步往前延展，让额头轻触地面，翻转手心向下，小臂与地面完全接触，背部挺直，保持均匀呼吸，停留1~2分钟。

⊠ 易犯错误

做这个体位练习时，容易出现背部不能挺直、弓腰的现象，会影响练习的效果。

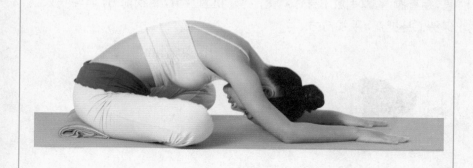

练习小叮咛

停留时要保证坐骨不要离开地面，并尽量往地板上下沉，背部注意挺直，并尽量往前延展，体会脊柱拉伸的感觉。

塑形功效

盘腿前弯式能够有效地延展和拉伸脊柱，改善脊柱的弯曲程度；并能美化梨状肌及大腿外侧肌肉的肌肉线条，减轻坐骨神经疼痛。

▶ 塌式

 动作图解

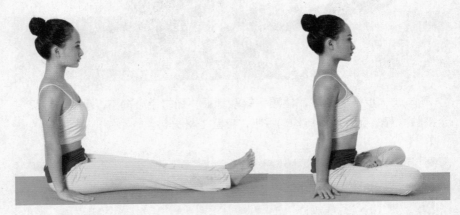

1️⃣ 坐在地面上，双腿并拢向前伸直，绷直脚背，双手放于身体两侧，保持上身挺直，平视前方。

2️⃣ 弯曲双膝，双腿盘成莲花坐姿的姿势，挺直腰背，目视前方，调匀呼吸。

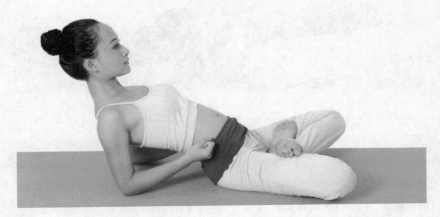

3️⃣ 吸气，利用腰腹的力量慢慢地向后仰，先是手肘落地，支持身体的重量，可双手握拳，增加手臂的力量。

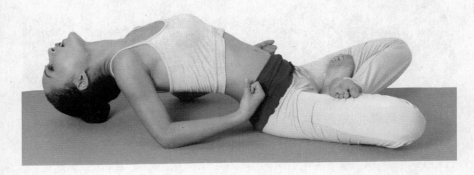

4 呼气，头部继续向后仰，直到头顶点地，将胸部和腰背部慢慢地向上抬起，让上半身呈拱形状态，保持20秒。

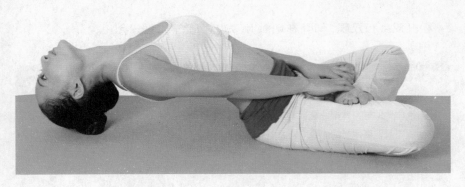

5 保持头部、腰背部、腿部的姿势不变，手肘离地，双手握住两脚尖，保持此姿势20秒。

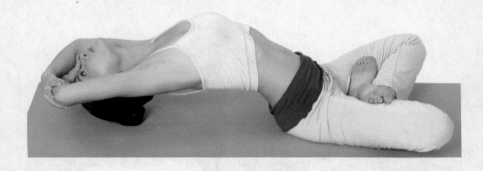

6 将两手臂移到头顶前方，互抱手肘，放在地面上，保持此姿势 20 秒。

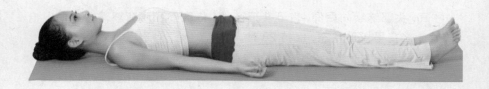

7 松开双手和双腿，仰卧在地面上，放松身体，休息一会儿。

练习小叮咛

1 身体后仰时，背部注意挺直，腰腹内收，体会脊柱拉伸的感觉。 2 身体柔软度不好的练习者，要注意动作幅度，避免身体受到损伤。

塑形功效

塌式能够有效地延展和拉伸脊柱，改善脊柱的弯曲程度；最后的加强动作还能帮助有效地拉开腿部的韧带，强化膝关节的活动。

第二章　祛皱紧肤，收紧脸部线条

抚脸式

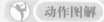

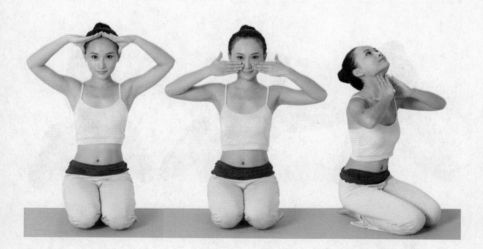

1 跪坐在地上，将双手虎口张开向上，在额头的发根处将发根向上提起，同时带动面部肌肉。

2 将双手五指并在一起，大拇指张开，食指、中指与无名指覆盖在鼻翼旁，将面部肌肉向外拉。

3 将双手五指并拢，放于颈部的内侧位置，将颈部的肌肉向上推。

塑形功效

抚脸式能够轻松地抚平脸部的皱纹，紧致肌肤，并能燃烧脸部的脂肪，起到瘦脸的作用。

练习小叮咛

① 双手搓热，微热的指肚按摩脸颊，能使效果加倍。**②** 让呼吸和动作连贯完美，尽量去体会手指与面部和颈部接触受热的感觉。**③** 每天要多重复做几次，特别是时间紧张不能做其他动作时，更要加做几次这个体位的动作练习。

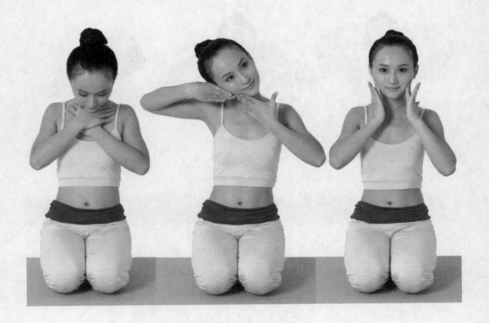

④ 让双手五指并拢，虎口张开，交叉重叠，虎口轻微扣住颈部，下巴回收与手背紧贴，推拉面部肌肉。

⑤ 双手指尖对在一起，指肚扶住脸颊，推拉面部的肌肉。左右方向各做一次。

⑥ 双手中指与无名指的指肚按住脸颊，在面部肌肉上顺时针打圈，再逆时针打圈。重复动作数次。

▶ 吉娃娃小狗脸式

🏵 动作图解

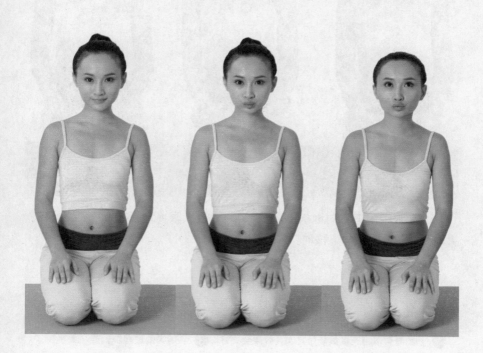

1️⃣ 坐在椅子上或者跪坐在地面上，目视前方，自然呼吸。

2️⃣ 吸气，最大限度地噘起嘴巴，目视前方。

3️⃣ 呼气，头保持不动，眼睛向上看向天花板，噘着的嘴巴随着眼睛向上移动。

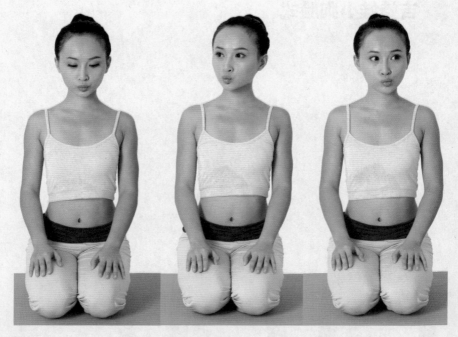

4 吸气，眼睛向下看向地板，噘 | 5 呼气,最大限度地噘起嘴巴,左右移动。
着的嘴巴随着眼睛向下移动。

练习小叮咛

1 初练者可以每天多重复做几次，效果会更好。 2 在练习的过程中，要注意呼气、吸气的时机和节奏，不要屏住呼吸。 3 不要随着眼睛和嘴巴移动头部，头颈始终保持挺直状态。

塑形功效

吉娃娃小狗脸式是一组面部肌肉运动，可以刺激面部的各个肌肉群，燃烧面部脂肪，同时还能够有效地加快脸部血液循环，滋养和紧致面部肌肤，并帮助消除眼尾纹和唇纹。

▶ 吐舌鼓嘴式

🌀 动作图解

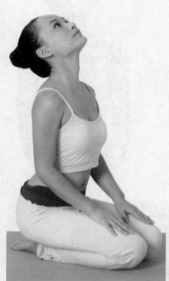

1️⃣ 头部抬起向天花板舒展，眼睛看向天花板，肩膀下沉，让脖子向下放松。

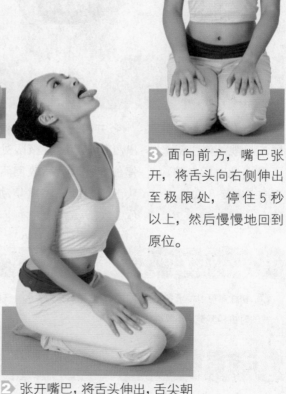

3️⃣ 面向前方，嘴巴张开，将舌头向右侧伸出至极限处，停住5秒以上，然后慢慢地回到原位。

2️⃣ 张开嘴巴，将舌头伸出，舌尖朝上伸展至极限处停住5秒，然后慢慢地收回，这样重复3次。

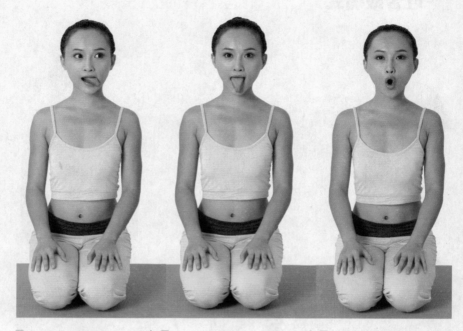

④ 然后将舌尖向左伸展在极限处停住5秒，再慢慢地收回口腔。左右各重复3次。

⑤ 张开嘴巴，将舌头伸出，向下伸展至极限处停住5秒。然后收回舌头，闭起嘴巴。重复动作3次。

⑥ 面向前方，下巴不要降低，嘴巴张开呈"O"型，然后尽量将嘴巴窄而垂直地张开。重复3次。

练习小叮咛

❶ 初练者可以每天多重复做几次，效果会更好。 ❷ 在练习的过程中，要注意呼气吸气的时机和节奏，不要屏住呼吸。

塑形功效

吐舌鼓嘴式通过眼睛、嘴巴、舌头的运动，牵动整个面部肌肉，能够加快脸部血液循环，有效地燃烧脸部脂肪，打造一张紧致小脸。

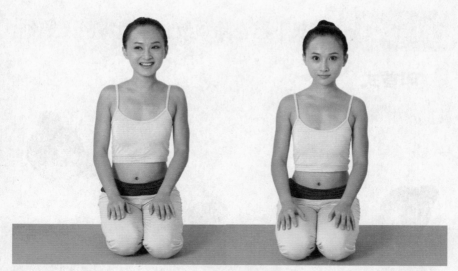

7 接着将嘴巴张开呈大笑状态，嘴角拉向左右两侧眼角，停住 5 秒，然后慢慢返回原位。重复 3 次。

8 面向前方，眼睛用力张开，眼睛睁大，嘴巴闭起，肩膀向下沉，下颚用力，放松全身。

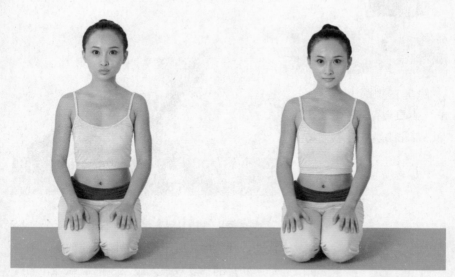

9 上唇卷曲起来，将两侧脸颊向上提拉，保持 5 秒，然后回到原位，重复 3 次。

10 面向前方，眼睛睁大，嘴巴闭起，肩膀向下沉，下颚用力，放松全身。

第三章　去双下巴、除颈纹，打造零龄天鹅颈

▶ 叩首式

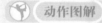

动作图解

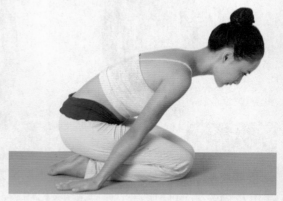

2 身体前倾，掌心向下贴于地面上，指尖向后，置于双腿两侧，向后伸直手臂。

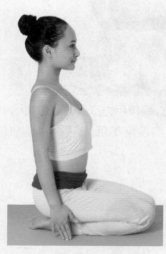

1 跪坐在脚跟上，脚趾向后，挺直脊背，双手放在体侧，掌心向内，平视前方。

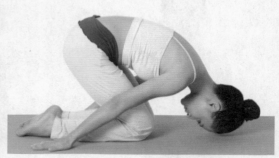

3 吸气时，脊柱向上伸展，保持脊柱的拉伸状态。呼气时，躯干慢慢从髋部往前弯，把腹部、肋骨的下段放在大腿上；前额触地，与膝盖相隔适当的距离。

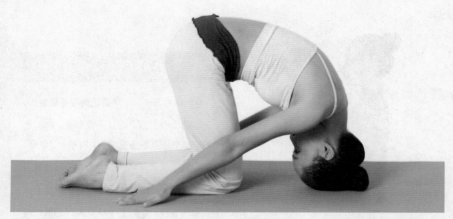

4 抬高臀部，让头顶着地，大腿与地面垂直，双手在小腿下面往前移或往后挪，直到可以伸直手臂。自然地呼吸，保持 5~10 秒。

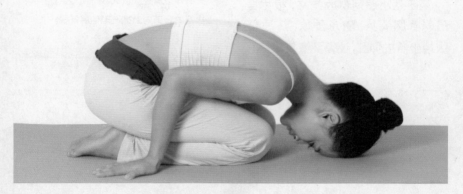

5 臀部慢慢地回到脚跟上，前额保持着地片刻，然后慢慢地抬起头部和躯干。短暂休息，重复做 1~10 次。

塑形功效

叩首式能够有效地消除颈部的皱纹，并能消除背部紧张，伸展整个脊柱，让身心充满活力。

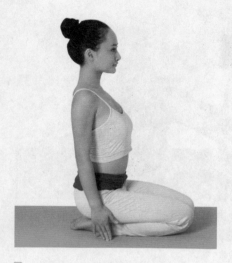

6 两手从小腿两侧收回来，根据自己的舒服姿势，随意垂放，然后舒服地坐着或仰卧，让循环恢复正常。

练习小叮咛

❶ 做动作时，上半身肌肉要尽量放松，借助地心引力下弯，不要勉强。❷ 患有高血压及眼压高的人，有颈部、眩晕、心脏或血液循环问题的人，不适合练习此式。❸ 每天练习3~5次，完成时停留约5秒。❹ 上半身弯曲时的放松与下垂，是做好此式的关键。❺ 进入此式时，会有往前倾的感觉，握着脚跟和把头靠近膝盖，会比较保险些。❻ 从拱起的背部向上推送来伸展脊柱。

加大难度：能够轻松做到完成式，可以让膝盖和头部距离再缩小一些。

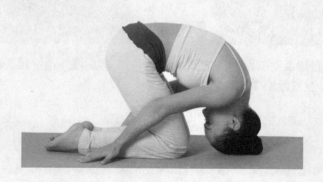

▶ 蜥蜴式

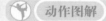

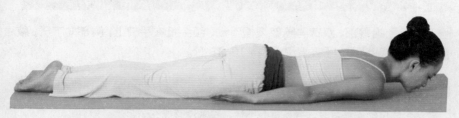

1 俯卧在瑜伽垫上，双腿并拢伸直，脚背贴地，双臂垂放于身体两侧，掌心向上，下巴点地，自然呼吸。

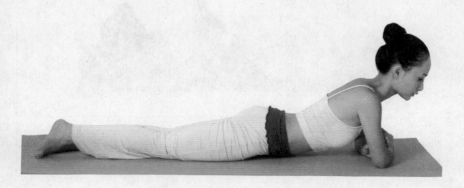

2 略抬起上身，双手抱臂，身体其他部位的姿势保持不变，目视眼前的地面。

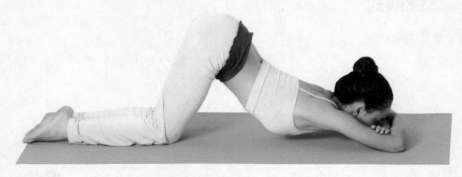

3 呼气，上抬臀部，双臂向腿部慢慢滑动，额头抵在手臂上，胸部向下压，腋窝尽量向下贴地面。呼吸平缓，保持 10~15 秒。

✖ 易犯错误

做这个体位动作练习时，容易重心不稳，膝盖没有拢在一起。

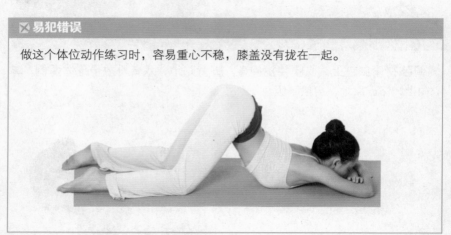

难度降级：(1) 初练者可以在胸部下方垫上折叠在一起的毯子等辅助物；(2) 做第 3 步练习时如果有难度，可以双手向前伸直手臂，降低练习的难度。

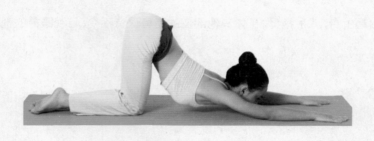

加大难度： 将臀部尽可能向上翘起，同时小腿上下抬起，用脚跟点触臀部。

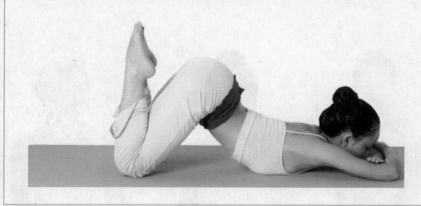

练习小叮咛

❶ 移动身体时，大臂肌肉始终保持收紧，重心移至胸部，肩膀放松，胸贴地面；让大腿始终与地面垂直。❷ 练习者不要急于求成，要循序渐进地练习。❸ 在练习的过程中，不要忘记呼吸的时机和节奏。❹ 在练习的过程中，不要勉强去做自己现在还达不到的动作，每次伸展到身体的最大限度即可。❺ 在做完成式时，容易出现重心不稳，膝盖并不拢，尽量避免此种情况的发生。

塑形功效

蜥蜴式对颈部有很好的伸展作用，可以有效地去除颈部的皱纹，同时还能帮助燃烧双下巴的脂肪，消除肉嘟嘟的双下巴。

颈部旋转活动

动作图解

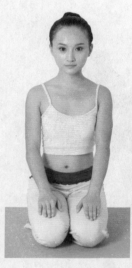

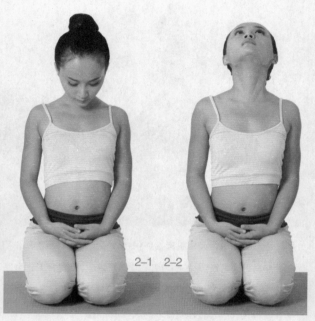

2-1   2-2

1 以一种稳定的姿势站立或坐直,肩膀放松且保持平直。

2 轻柔而缓慢地把头前低和后仰,重复3~5次。

塑形功效

颈部旋转活动能够有效地拉伸颈部,促进颈部血液流动,去除颈纹,让颈部更加迷人圆润,同时还能燃烧颈部多余的脂肪,消除双下巴。

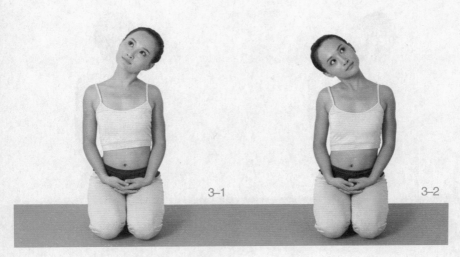

3–1   3–2

3 然后，依次向左、右歪头，重复 3~5 次。

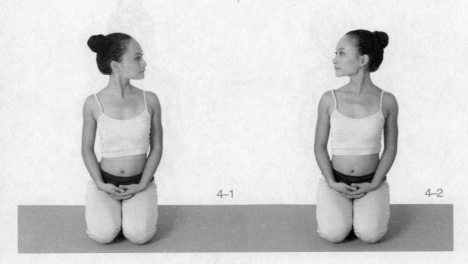

4–1   4–2

4 之后，将头部转向左侧，再转向右侧，重复 3~5 次。

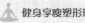

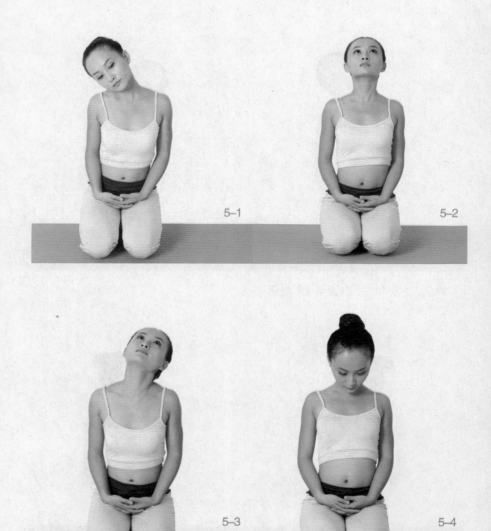

5-1

5-2

5-3

5-4

⑤ 最后,将头部缓慢地做圆圈旋转运动,顺时针、逆时针最少各做 3~5 圈。

练习小叮咛

❶ 练习者要根据自己身体情况，一个动作一个动作练习。❷ 在时间充裕的情况下，每天要多重复做几次。❸ 患脊椎病者练习时要小心。❹ 练习过程中要注意保持肩部的直立。

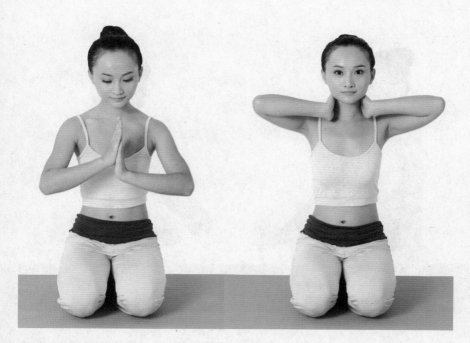

❻ 做完一组动作之后，搓热双手，按摩一下颈部，放松一会儿，再做一次练习。

第四章 消除圆肩、高低肩，打造迷人美肩

▶ 展肩式

 动作图解

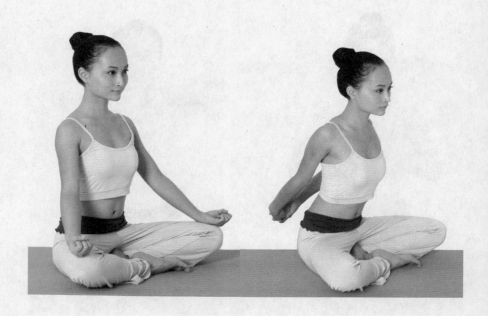

1️⃣ 采取简易的坐姿，将双手微握拳，放于膝盖上，背部挺直，平视前方，保持均匀的呼吸。

2️⃣ 双手于背后进行十指交叉握拳，双肩夹紧，肘部伸直，胸部向前挺，平视前方。保持姿势 10 秒。

练习小叮咛

在开始锻炼的时候，一定要紧紧夹住双肩，胸部前挺，肩部后收，让肩部尽可能得到舒展。

塑形功效

展肩式能够很好地美化肩颈肌肉，匀称颈肩线条，预防肩膀酸痛。

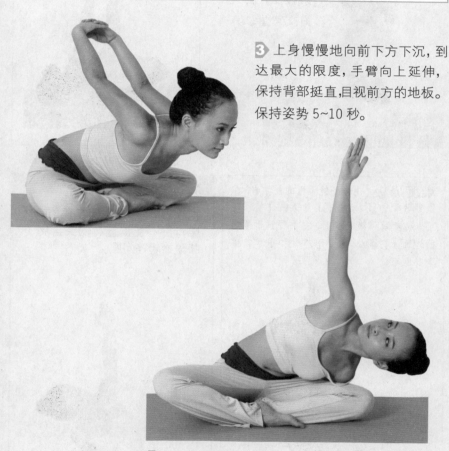

3 上身慢慢地向前下方下沉，到达最大的限度，手臂向上延伸，保持背部挺直，目视前方的地板。保持姿势 5~10 秒。

4 上身慢慢地向左侧下压，左肩贴住左膝，眼睛向右上方看；右胸向上翻转，右手臂向斜上方尽量延伸，左手置于背部，保持自然呼吸，反方向再做一次。

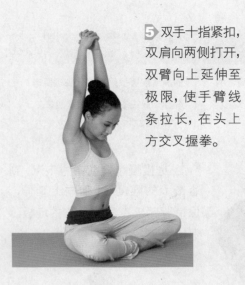

5 双手十指紧扣，双肩向两侧打开，双臂向上延伸至极限，使手臂线条拉长，在头上方交叉握拳。

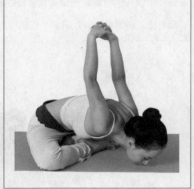

加大难度： 在练习第3步时，上身可以慢慢地继续向下压，直至下巴点地，手臂指向天花板。

难度降级： 上身不能下压的初学者，在做第3步和第4步时，上身微微往前倾即可。或者做到第4步时，左手臂置于身侧的地面上，掌心向下，用前臂和手掌支撑上身即可。

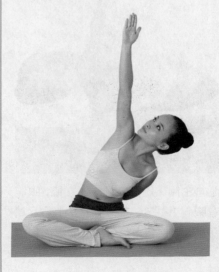

❌ 易犯错误

初练者容易出现坐姿不端正、腰背部不能挺直、低头含胸、膝盖抬起等问题。

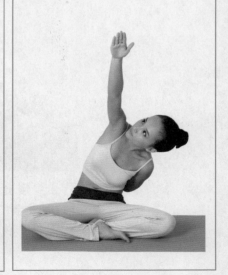

美肩式

动作图解

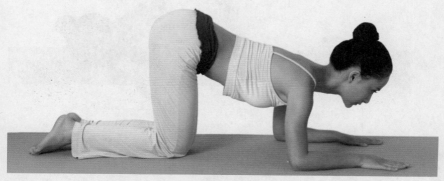

1 呈跪立的姿势，让四肢着地，双膝、肘部贴于地面，大腿、上臂尽量与地面垂直。

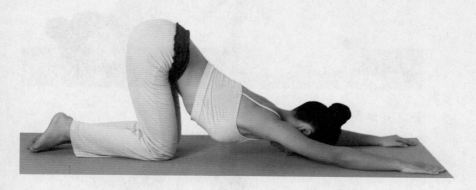

2 上身、肩部往下压，使额头点地，胸部尽量贴于地面，同时双手臂向前延伸贴于地面，保持姿势 5~10 秒。

3 手臂向身体两侧打开,
与肩呈一条直线,保持均
匀自然的呼吸。

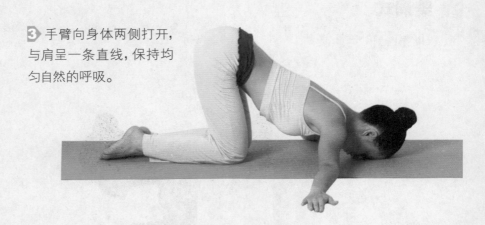

4 将双手放在臀部上
面,吸气时手臂向上伸
展,两肩向内侧收紧,
保持姿势 5~10 秒。

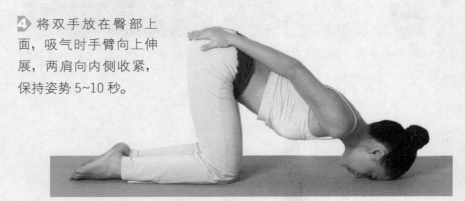

5 小腿离开地面并
向上抬起,脚尖勾起。

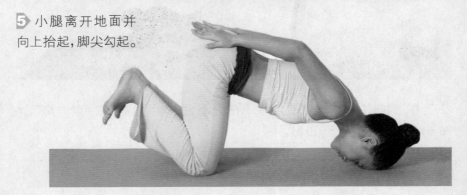

加大难度：经过一段时间的练习之后，当你能很轻松地完成以上动作时，就可以适当加大动作难度，将双脚抬起，使小腿与地面垂直，并紧绷住脚面，能够加强练习的效果。

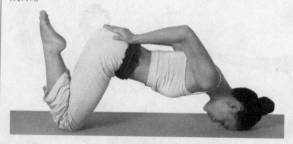

难度降级：可以跪立，屈小臂放于地面，将胸部下沉贴于地面，下颚着地，保持自然呼吸。也可以在做最后的完成式时，双臂向前伸直，掌心向下，双臂贴地面。

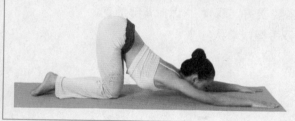

✖ 易犯错误

初练者在练习这个动作时，容易肩部向后内收不够，也容易出现膝部靠拢不紧，或脚面绷得不直等问题，影响练习的效果。

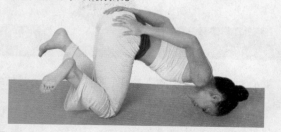

塑形功效

美肩式能够锻炼肩部肌肉，促进肩部血液循环，缓解肩部僵硬，美化肩部线条，消除圆肩，同时还能锻炼到肩部骨骼，纠正高低肩。

练习小叮咛

❶ 初练者做这个动作时，由于双手离开地面，身体容易失去平衡，致使跌倒受伤，所以在刚开始练习时，也可先将手置于身体两侧维持身体平衡，待练习一段时间后，再将双手置于臀部的上面。❷ 初练者在练习这个动作时，容易肩部向后内收不够，也容易出现膝部靠拢不紧，或脚面绷得不直等问题，影响练习的效果，应注意避免这些情况的发生。

▶偶人式

🧘 动作图解

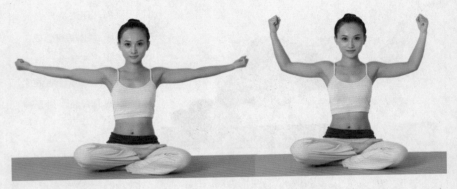

1 弯曲右膝，将右脚背放在左大腿根部之上，再弯曲左膝，将左脚背放在右大腿根部之上，双腿呈莲花坐姿坐好，双臂侧平举，掌心反转向上，双手握成拳状，平视前方。

2 双肘慢慢向上弯曲，上臂与地面平行，双肘角度呈90°角，保持背部挺直。

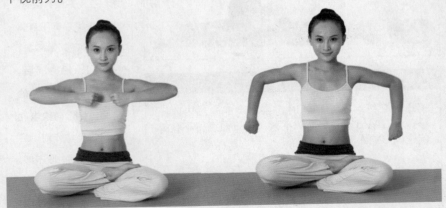

3 慢慢地向前旋转肘部，掌心对着肩膀，臀部不要离开地面。

4 继续向下旋转，掌心向后，上臂与地面平行，双肘角度呈90°角。

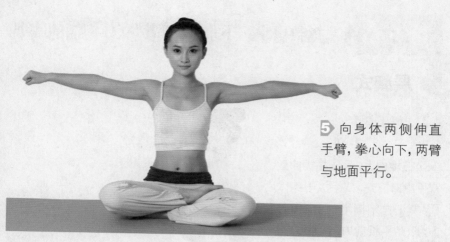

5 向身体两侧伸直
手臂，拳心向下，两臂
与地面平行。

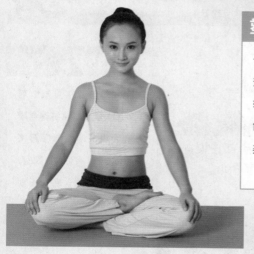

塑形功效

偶人式能够锻炼肩关节和肘关节，有
效柔化肩关节，让肩部肌肉灵活、柔
软、强韧，活化僵硬的肩部，同时还
能很好地消除肩膀、手臂上的赘肉，
美化肩部和手臂线条。

6 缓缓放下手臂，回到初始坐姿，双手
放在膝上，深呼吸。

练习小叮咛

1 练习这个体位时，要保持身体姿势的端正，动作要轻盈缓慢。 2 动作和呼吸保
持协调自然，适当增加一些练习次数，可以使动作的效果倍增。

第五章　拯救扁平、下垂胸，塑造立体饱满的胸型

▶ 展胸式

 动作图解

1️⃣ 坐在地面上，双腿并拢伸直，双手虎口打开，双手放于身体后面，掌心向下撑地，指尖指向后方，眼睛平视前方，调整呼吸。

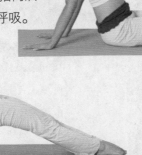

2️⃣ 吸气，双腿弯曲，脚尖点地，胸部慢慢向上挺起，感觉气息进入胸大肌，下颚微收。

塑形功效

展胸式能够非常强烈地刺激到胸大肌，常常练习会增大胸大肌，使胸部看起来饱满、丰盈、有弹性；同时，扩胸后仰牵拉乳房，长期坚持练习可改善胸下垂。

3️⃣ 伸直双腿，将注意力放在下巴上，慢慢地向上抬起，感觉喉咙被完全打开，双肩尽量向后，两肩胛骨靠拢。

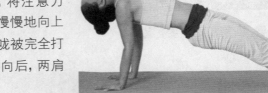

练习小叮咛

做这个动作时，身体向后仰时应该尽力把下巴往上拉高，要感觉到颈部紧实，同时尽力扩胸做深呼吸，维持5~10秒，每天做3~5次。

飞翔式

🌏 动作图解

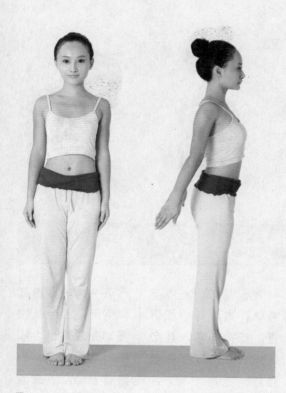

塑形功效

飞翔式能够有效地锻炼胸部的肌肉，使胸部更饱满丰盈，同时还能提升胸部线条，预防胸部下垂。

练习小叮咛

❶ 整个运动过程中保持均匀平稳的呼吸，要想象自己像鸟儿一样在自由地展翅飞翔。

❷ 注意腿部不要弯曲，呼吸、冥想与动作要能融会贯通。

加大难度：头部尽力后仰，胸部前送，双肩后送，腿部保持直立，身体呈反弓形，可以增加练习的效果。

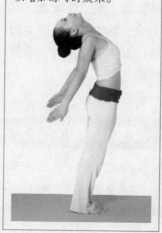

❶ 站立，双脚并拢，挺直腰身，双手自然放于身体两侧，眼睛平视前方，均匀呼吸。

❷ 保持双腿不动，将双臂向后伸展，双肩尽量向后扩展开，胸部向前挺出，收紧腹部，眼睛看向上方，想象自己像鸟儿一样自在地飞翔，保持姿势30秒。

吉祥骆驼式

动作图解

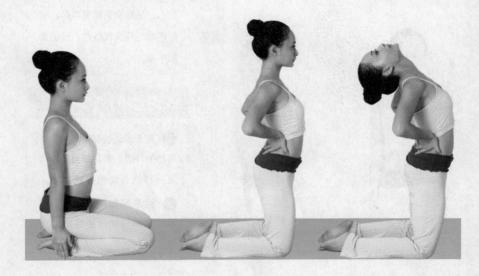

1 跪在地上，两大腿与双脚略分开，脚背贴于地面，脚趾指向后方，臀部坐于两脚跟之间的位置上，双手放于身体两侧，指尖触地，眼睛平视前方，调整呼吸。

2 抬起臀部，直立起身体，大腿与小腿垂直，拇指向前，其余四指在后，双手扣住腰部，挺直腰背，深吸一口气。

3 呼气，收紧腹部和臀部，上半身慢慢地向后弯曲，髋部向前推出，头部跟着上仰，眼睛看向天花板。

塑形功效

吉祥骆驼式能够很好地促进胸部的血液循环,让乳房更发达和丰满,还能够防止乳房下垂,改善乳腺增生和扁平胸。

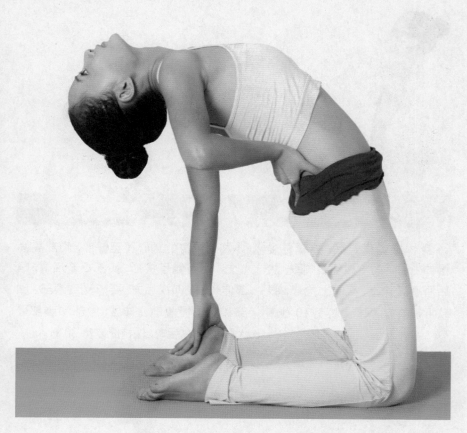

④ 上半身继续向后弯曲，髋部继续向前推出，慢慢伸出左手向下握住左脚跟。

练习小叮咛

❶ 练习中，可以将意识力集中在胸部，想象自己的乳房已经丰满，乳腺增生的毛病已经没有了。❷ 当腰弯至最大限度时，会出现一种酸、麻、胀的感觉，不用担心，这是正常现象。❸ 呼气后倾时，腹部尽最大能力往里收缩。

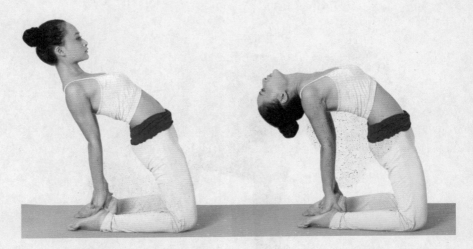

身体感觉稳定后，接着再慢慢伸出右手向下握住右脚跟，然后两手臂伸直，头向上抬起，眼睛平视前方，保持此姿势 10 秒。

将上半身的重心移至臀部，胸部高高挺起，尽可能呈拱形，头部尽量后弯，喉部伸长，眼仰视后方，要感受到颈部、胸部和腹部慢慢地在伸展，腰部和胸部最大限度地在后弯，保持此姿势 30 秒。

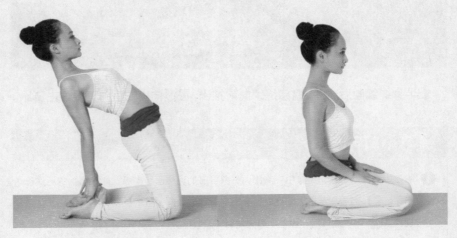

头还原，调息 5 秒钟左右，以上动作重复 3 次。

然后取任意坐姿，放松休息。

胸扩展式

动作图解

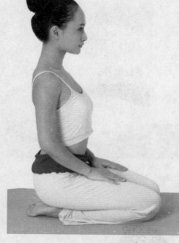

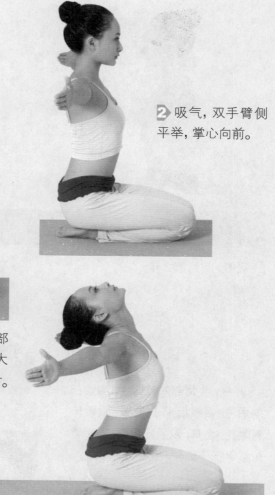

2 吸气，双手臂侧平举，掌心向前。

1 双膝并拢跪在地面上，臀部下压坐在脚跟上，双手放于大腿上，保持脊背挺立，目视前方。

3 呼气，头颈部尽量向后上方仰起；保持手臂平行地面的高度，尽量张开，充分扩展胸部。

练习小叮咛

1 初练者可以将动作分解练习，稍熟悉后也不要急于求成，每次练习一遍即可，等熟练后再进行连贯的动作练习。**2** 掌握熟练后，可适当增加练习的次数，会有更明显的效果。

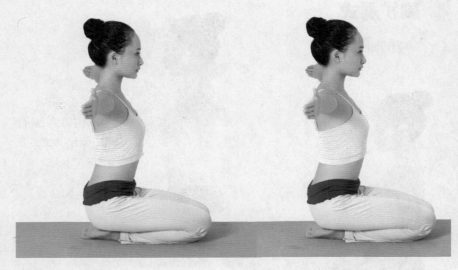

4 吸气，回到第2步。

6 吸气，回到第2步。

5 呼气，头颈部向前弯曲，胸腹部向后弓，目视肚脐的位置；双臂伸直收拢，合掌，双手拇指相扣，手臂依然平行于地面，尽量向前伸直。

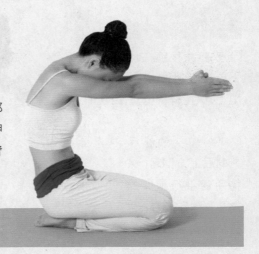

塑形功效

胸扩展式能有效地促进胸部血液循环和淋巴循环的正常运行，使胸部的肌肉更加紧凑和富有弹性。同时，经常做此练习还能促进乳腺组织的发育，调解激素平衡，改善扁平胸。

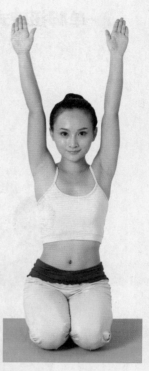

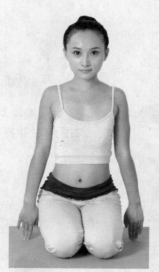

7 吸气，经体前向上伸
举手臂，尽量向上，掌心
向前。

8 呼气，经体前向下滑
落手臂，并向后方伸直，
做到最大限度。

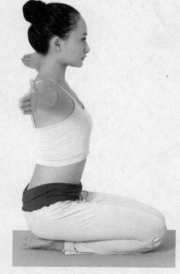

9 吸气，回到第2步，可再
做一个循环。

单脚扭转式

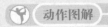 动作图解

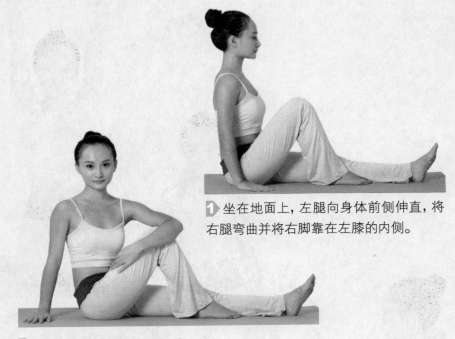

1️⃣ 坐在地面上,左腿向身体前侧伸直,将右腿弯曲并将右脚靠在左膝的内侧。

2️⃣ 用自己的左手抱住右膝,将右手支撑在臀部的后方,视线向正前方看,注意要保持身体直立,不要驼背。

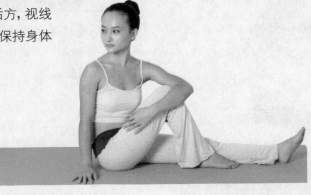

3️⃣ 保持上半身挺直姿势,往右后方扭转,将视线转向注视后方。

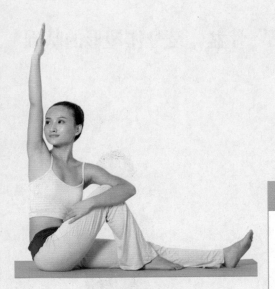

④ 确认两边坐骨力量平均坐于垫上后，缓慢将右手朝向天空举起，停留3~5个呼吸后，再换另一侧练习。

塑形功效

单脚扭转式有助于打开髋部，促进骨盆附近的血液循环，软化腹部的内脏肌肉，按摩肠胃。

练习小叮咛

有些人在扭转时会感觉腰或者背特别疼痛，这属于正常现象，因为一般人工作时会惯用同一边肌肉，你可以将两手都往上方伸直延伸，加强腹部扭转的力量，让肌肉有不同方向活动、平衡协调。

加大难度： 将左脚弯曲并靠在右膝的外侧。

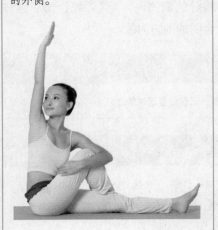

☒ 易犯错误

伸直贴在地面的那条腿出现膝盖弯曲的情况；在做完成式时，仅用手虚扶膝盖，达不到练习效果。

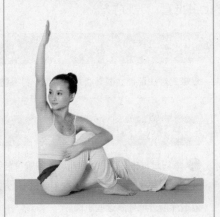

第六章 "扶正"骨盆，是身体塑形的基础

蝴蝶式

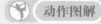动作图解

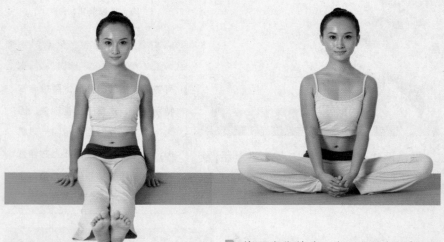

1 坐在地面上，双腿并拢向前伸直，绷直脚背，双手放于身体两侧，保持上身挺直，目视前方。

2 将两脚靠拢在一起，让两脚心相对，膝部向外伸展，双手十指交叉，放在脚趾的前方，并尽可能地让脚后跟往会阴的地方内收。

塑形功效

蝴蝶式对扶正骨盆很有益处，有助于打开髋部，促进骨盆区域的血液循环。

练习小叮咛

1 练习过程中，要注意控制动作的幅度与呼吸的节奏；无论是身体前俯还是身体直立，注意腰背部的挺直，不要出现躬腰搭背的现象。**2** 注意不要让肌肉过于用力而疲累，要循序渐进地伸展这些肌肉。

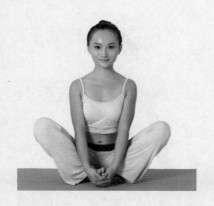

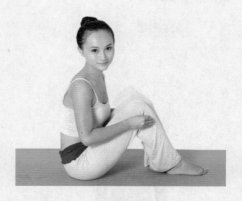

3 将身体尽可能地向上立起来，随着匀速呼吸双侧膝盖慢慢下压，再慢慢抬起，让双腿像蝴蝶的翅膀一样上下扇动，重复 30~60 次。

4 取任意舒适的坐姿，双手拍打腿部，放松全身。

加大难度：可以让双侧手臂向上举，十指交叉，同时振动腿部来完成这个练习。

难度降级：如果双侧髋部打不开的话，可以在臀部下方垫入一个厚一点儿的垫子或者一块瑜伽砖，这样会感觉容易一些。也可以双手扶住膝盖，搬动膝盖做上下移动。

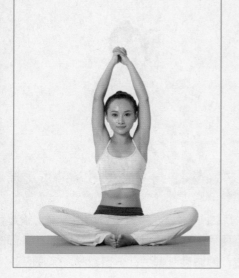

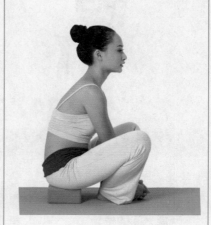

牛面式

 动作图解

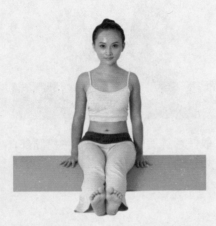

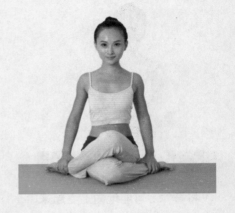

1 平坐于地面上,双腿并拢伸直,挺直腰背,双手放于身体两侧的地面上,平视前方。

2 弯曲左腿,将左腿跨过右腿,右小腿置于左大腿下方,左脚脚背贴地,左手拉左小腿使其向后弯曲,右脚跟置于左腿下,右脚背贴地,两膝盖上下交叠在一起,双手按于脚底,挺直腰背,收腹调息。

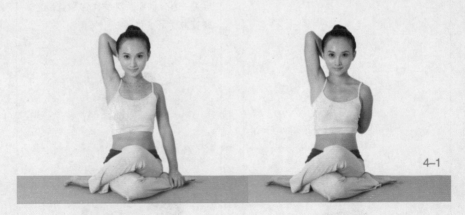

4-1

3 抬起右手臂,弯曲肘部,把右手由上向下放在背后颈部以下两肩之间的位置。

4 向后曲左肘,左手置于背后由下向上抬起,直至两手于背后紧扣,注意保持颈部和头部的挺直,眼睛注视前方,停留数秒,深呼吸。

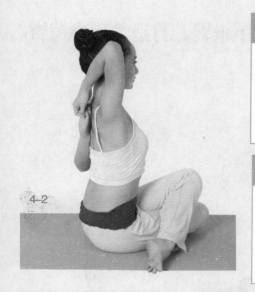

4-2

练习小叮咛

❶ 患有严重的颈部或者肩膀疾病者，避免做此练习，以免损伤身体，让病痛加剧；❷ 注意腰部要直立，否则容易扭曲身体，影响练习效果。

塑形功效

牛面式有助于打开髋部，扶正骨盆；同时也可使脚踝、臀部和大腿得到伸展，肩膀、腋窝、三头肌以及胸部也得到了锻炼。

难度降级：刚开始练习时，可能你的双手在背后紧扣不住，两手尽量向一起靠拢即可，也可用毛巾替代，时间长了，就会有所改善。

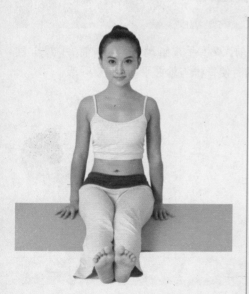

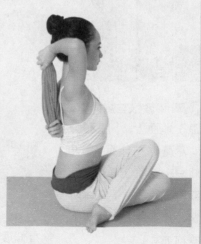

⑤ 还原调息。再根据以上步骤做另一侧练习。

第七章 提塑肥大下垂臀，打造性感小翘臀

▶ 虎式

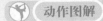 动作图解

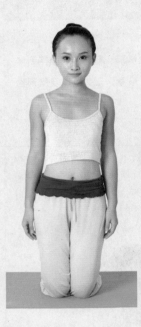

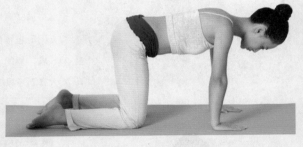

2 俯身向前，双手手掌触地，指尖向前，手臂垂直于地面，同时使脊椎与地面平行，调整呼吸。

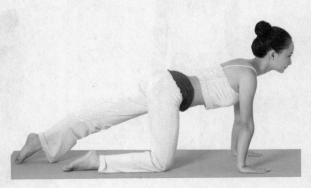

1 双膝微张与肩同宽，跪于地面上，小腿和脚背尽量贴于地面上，大腿与小腿呈90°角，双臂自然垂放于身体两侧，挺直腰身，眼睛平视前方。

3 右腿跪姿不变，抬起左腿，并让它在身体后侧笔直伸展，左脚尖点地，目视双手前面的地面。

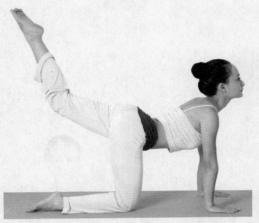

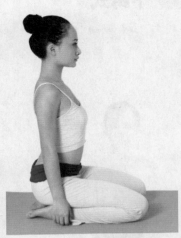

④ 吸气，脊椎下沉，形成一条向下的弧线，同时抬头，视线向斜上方，抬高下巴，伸展颈部，左腿尽最大限度地向后上方抬高，注意膝盖和左脚尖绷直，保持此姿势20秒。

⑥ 换一条腿做上述动作。配合呼吸，完成动作5~10次。完成后，采取随意坐姿，调整休息。

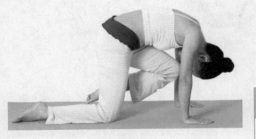

⑤ 呼气，把左腿慢慢收回，抬起脊椎，使呈拱形；同时低头，收回下颌，左膝盖尽量靠近下颌，保持此姿势20秒。

塑形功效

虎式能够有效地锻炼臀部肌肉，燃烧臀部多余的脂肪，使臀部的肌肉更加紧凑和富有弹性，提升臀线。

练习小叮咛

❶ 动作不易太快，吸气时，伸直的腿部切勿在身体后摆动。❷ 做动作的中途不可换气，如果练习者气息不足，可根据呼吸频率加快动作速度。❸ 患严重腰部、背部疾病者慎做该动作。

下蹲式

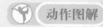动作图解

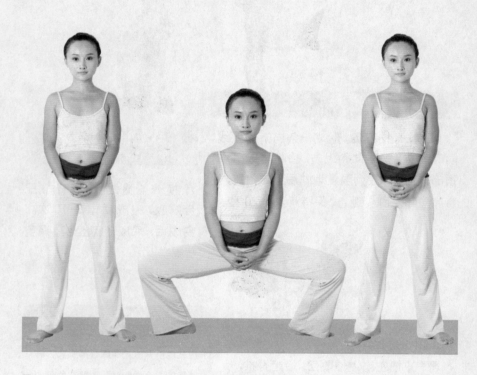

1 身体直立，双腿、双脚打开比肩部略宽，双手交叉，手臂下垂。

2 双脚向两侧外撇，呼气，屈双膝慢慢下蹲，同时移动身体的重心向后，至大腿与地面平行，膝关节不要超过脚趾，小腿与地面垂直，上身尽量保持直立，均匀呼吸。

3 吸气，起身恢复直立，慢慢放松双肩。

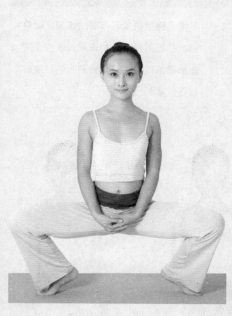

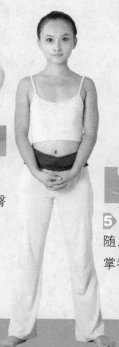

4 呼气，屈膝下蹲，同时抬起脚跟，尽可能只用前脚掌着地，至大腿、臀部与地面平行，上身保持直立停留，均匀呼吸。

5 吸气，起身，脚跟随之继续立起，前脚掌着地。

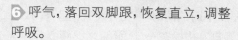

6 呼气，落回双脚跟，恢复直立，调整呼吸。

练习小叮咛

1 在练习的过程中，一定要控制好重心，保持身体的平稳。 2 初练者可以将双腿宽度打开得稍大些，动作练习会更简单和容易一些。 3 可以重复几次，并注意控制好呼吸的节奏与动作的衔接。

塑形功效

下蹲式通过松紧有节奏的练习，让臀部的肌肉得到有效的伸展和收缩，可塑形臀部肌肉，燃烧臀部脂肪，使臀部更加紧实上翘。

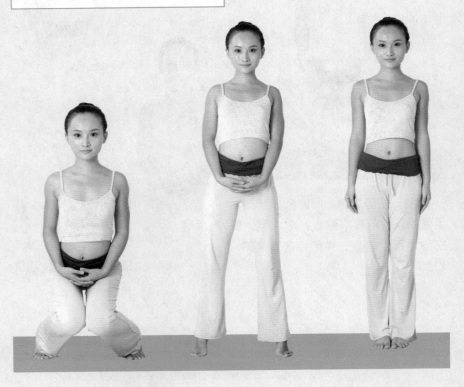

7 呼气，屈膝下蹲的同时，将双膝关节向内并拢在一起，至大腿、臀部与地面平行。

8 吸气，起身，脚跟随之继续立起。

9 呼气，落回脚跟，恢复直立，放落双臂，放松四肢。

▶ 跪姿舞蹈式

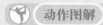

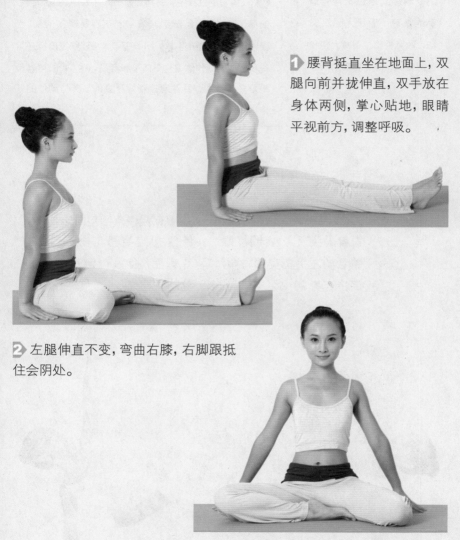

1 腰背挺直坐在地面上，双腿向前并拢伸直，双手放在身体两侧，掌心贴地，眼睛平视前方，调整呼吸。

2 左腿伸直不变，弯曲右膝，右脚跟抵住会阴处。

3 呼气，左腿向后弯曲，左脚跟尽量靠近臀部，双手撑住臀部后方的地面。

塑形功效

跪姿舞蹈式通过松紧有节奏的练习，锻炼大腿肌肉群，收紧臀部、削减大腿和臀部赘肉，美化臀形。

练习小叮咛

❶ 在练习的过程中，身体后弯时，手臂、侧腰和胸部尽量拉伸到最大程度。❷ 初练者容易重心不稳，要注意控制好重心。❸ 初练者可以将双膝宽度打开得稍大些，动作练习会更简单和容易一些。❹ 可以重复多做几次，并注意控制好呼吸的节奏与动作的衔接。

❹ 深呼吸，身体慢慢向后仰，右手掌向下置于右膝侧面的地面上，右臂用力，慢慢将臀部抬离地面，左臂向头顶上方伸展，眼睛看向左手指尖的方向，保持姿势20秒。

❺ 臀部慢慢落回垫面，恢复初始姿势，休息片刻后，换另一侧重复动作。

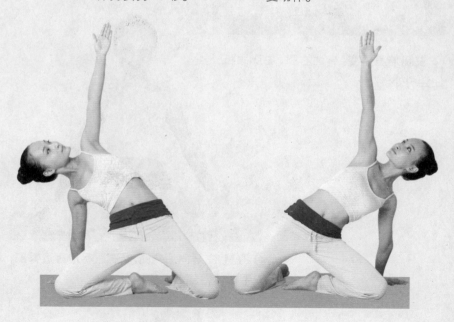

第八章 矫正问题腿型，打造笔直玉腿

▶ 毗湿奴式

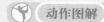
动作图解

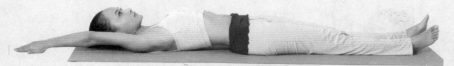

1 仰卧在地面上，呼气，伸展右臂过头，手臂贴在地面上，掌心向下，并与身体呈一条直线。

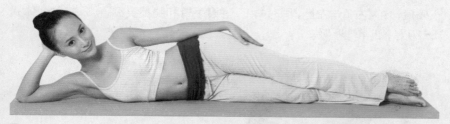

2 身体转向一侧，抬起头，弯曲右肘，抬右前臂，用右手掌撑着头，右掌应该在右耳之上。保持这个体式5~10秒，配合正常或深长的呼吸。

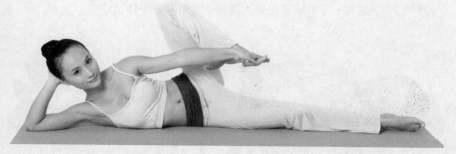

3 屈左膝，用左手大拇指、食指和中指勾住左脚大脚趾。

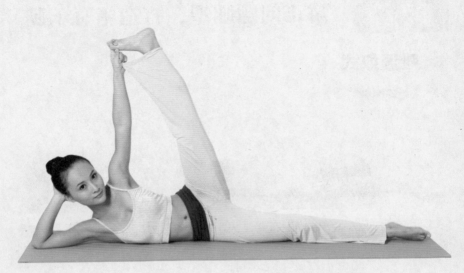

4 呼气，伸展左臂与左腿，同时向上，注意手臂和腿都要绷直，保持这个体式
15~20 秒，正常地呼吸。

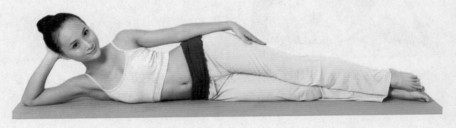

5 呼气，弯曲左膝，左手放开左脚大脚趾，回到第 2 步体式。

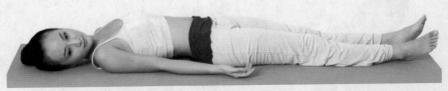

6 放下头部，翻转身体回到地面平躺。换另一侧重复这个体式，保持体式的
时间相同，最后放松身体。

难度降级：身体较僵硬的练习者可以把手抓到腿后侧的任意位置，慢慢去练习，不要着急，不要烦躁。

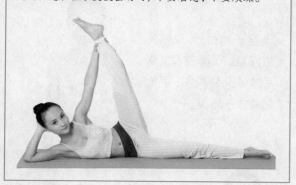

加大难度：伸向天空的那条腿尽量向头部方向靠。

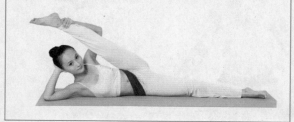

❌ 易犯错误

双腿弯曲，这会使全身各个部位都失去正确的姿势，使向下压的大腿变成前拉姿势，侧腰得不到锻炼。

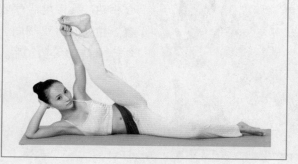

练习小叮咛

❶ 注意两腿要挺直，韧带要有拉伸的感觉。

❷ 保持的过程当中，可能身体会不稳定向后倒，所以自己要有意识地控制整个髋关节垂直于地面，把臀肌收紧，向天空蹬直的那条腿要向后靠，想象你的后面有面墙，你要把身体后侧都贴到这面墙上。

塑形功效

毗湿奴式有助于拉伸腿部的韧带，矫正弯曲的腿骨，让双腿变得更加笔直纤细。同时，这个姿势还能平衡自律神经；充分伸展背部、髋部肌肉及双腿后部肌肉群，有助于消除腰腹部脂肪；亦能促进消化吸收，保持轻盈体态。

坐角式

动作图解

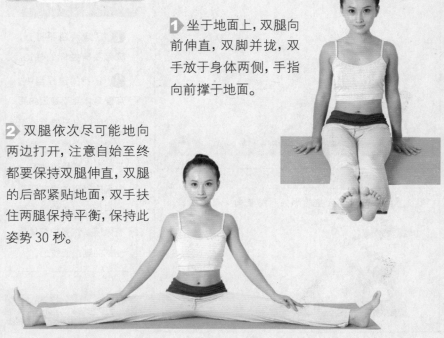

1 坐于地面上，双腿向前伸直，双脚并拢，双手放于身体两侧，手指向前撑于地面。

2 双腿依次尽可能地向两边打开，注意自始至终都要保持双腿伸直，双腿的后部紧贴地面，双手扶住两腿保持平衡，保持此姿势30秒。

练习小叮咛

1 将上身躯体尽量贴近地面，不要拱背；**2** 配合呼吸，练习效果会更好。

3 将双臂缓慢地向上举起，双臂贴近耳部，掌心相对，缓慢地吸气收腹，并同时将双脚向上勾起，保持此姿势30秒。

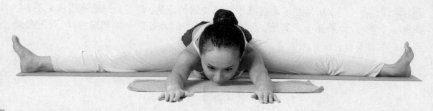

4 掌心翻转向前，上半身前倾，两臂随上半身下落并向前延伸，将上身躯体尽量贴近地面，手臂贴地并最大限度地向前伸展，保持此姿势30秒。

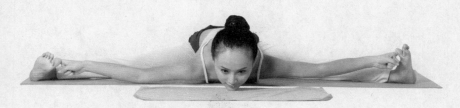

5 用拇指、食指和中指分别抓住两脚的大脚趾，保持脊柱挺直，扩展肋骨，横膈膜向上拉伸，试着把胸部贴在地面，然后伸展颈部，把下巴放在地面上。保持此姿势30~60秒，正常呼吸。

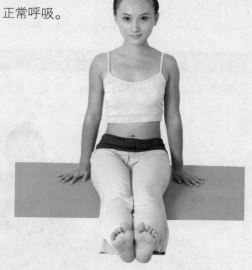

塑形功效

坐角式能够很好地伸展腿部筋腱，促进血液循环，同时还能矫正腿骨弯曲、长短不等问题，帮你远离"问题腿"的困扰。

6 吸气，躯干从地面抬起，松开双手，双脚并拢，放松，回到起始位置。

难度降级：（1）初学者可适当减小两腿之间的距离，贴不到地面也没有关系；（2）在做第5步时，如果抓不到脚趾，抓住脚腕即可；（3）也可以身体稍向前倾，双肘着地，双手支在脸颊处，感觉身体有伸拉的感觉就好。

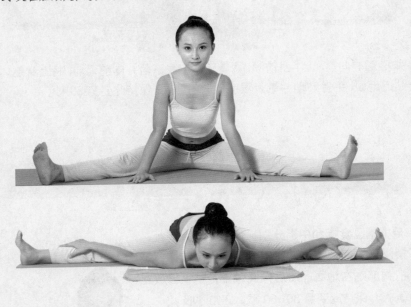

❌ 易犯错误

容易不自觉地出现膝盖弯曲、腿挺不直的情况，影响练习的效果。

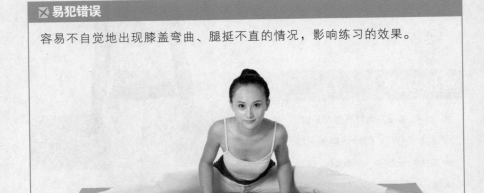

鹭式

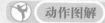
动作图解

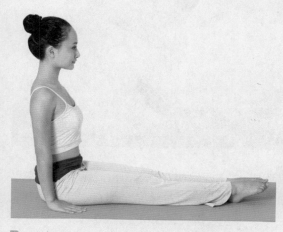

1 挺直腰背坐在地面上，双腿并拢伸直，绷直脚背和脚尖，双手放在身体两侧，挺直腰背，眼睛平视前方，调整呼吸。

练习小叮咛

1 这个动作对腰部柔韧性有一定要求，腰部有过严重损伤的人最好不要练习。2 初练者可以适当降低上脚抬起的高度，这样动作做起来会更简单一些。

塑形功效

鹭式可以拉伸大腿和小腿肌肉群，消除萝卜腿和水肿现象，加速体内静脉血液循环，增加身体柔韧度，同时还能纠正腿骨变形，比如"X"形腿或"O"形腿。

易犯错误

初练者在单腿向上移动时，抬起的那条腿容易出现弯曲伸不直的情况，影响练习的效果。

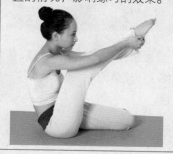

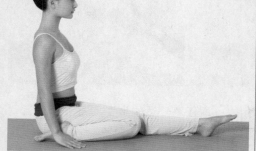

2 吸气，左腿伸直不变，向后弯曲右腿，右脚跟尽量贴近右侧臀部，右脚背贴地。

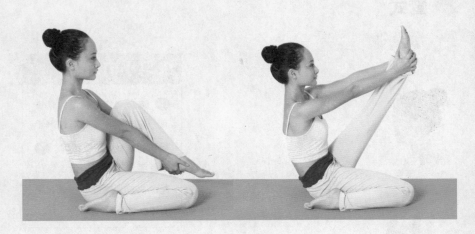

3 呼气，向上弯曲左腿，双手托住左脚后跟，胸部和腹部贴紧左大腿。

4 深呼吸，双臂用力，慢慢抬起左小腿，直到左腿完全伸直，绷直脚背，目视脚尖，保持姿势 20 秒。

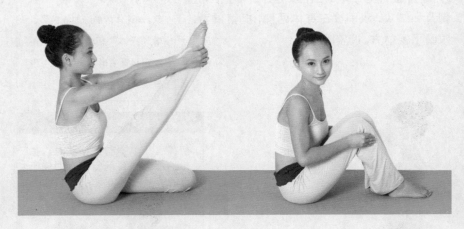

5 慢慢放下左腿，伸直右腿，恢复初始姿势，休息片刻后，换另一侧重复。

6 取任意舒适的坐姿，双手拍打腿部，放松全身。

第九章 塑造优雅姿态，提升女人魅力

▶ 树式

🌀 动作图解

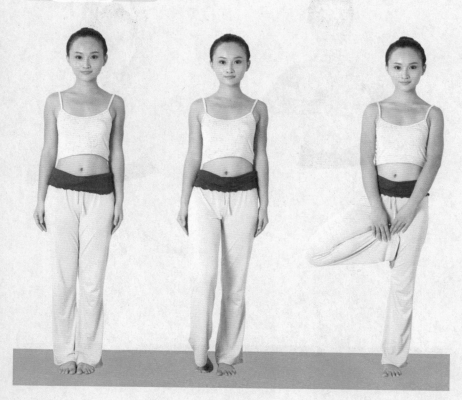

1 挺直站立，双脚并拢在一起或稍稍分开一点距离，双手自然垂放于身体两侧，眼睛平视前方。

2 将右脚跟提起，脚趾点地，人体重心都放在左脚上。

3 吸气，弯曲膝盖，抬起右脚，将右脚脚跟向上移至靠近会阴处，脚掌贴着左大腿内侧，脚趾朝下。保持髋部朝向正前方，右膝朝着右外侧。

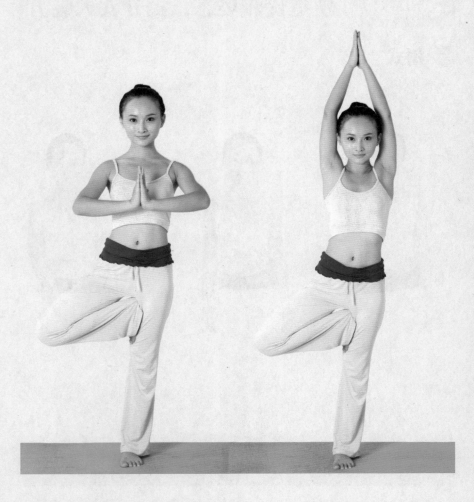

4 呼气，屈肘，双手于胸前合十，指尖向上，两小臂端平。

5 站稳以后，进行一次深呼吸，双臂慢慢向上高举过头，保持肩膀下沉，手肘可以根据自己的情况伸直或弯曲。躯干从腰往上延伸，轻轻收腹。平稳均匀地呼吸保持10~60秒钟。

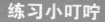
塑形功效

树式使人姿态优雅、挺拔，能培养人良好的体态和气质，同时它还能很好地提高身体的平衡能力，促进心态的平和。

练习小叮咛

❶ 有高血压等心脏和血液循环问题的练习者，用双手在胸前合掌代替举臂。❷ 眼睛注视前方固定的一点，有助于稳定姿势。❸ 初练者可以背部靠墙站立，有助于保持平衡。

难度降级：如果感觉将脚跟放到会阴的位置有困难，可将脚心放到另一条腿的膝盖内侧上方或小腿内侧，这样做起来会相对容易一些。

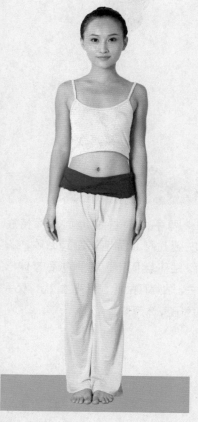

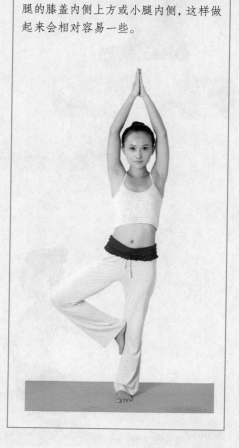

❻ 合掌回到胸前，右脚放回地上，两臂放到体侧，换另一边重复。

云雀式

 动作图解

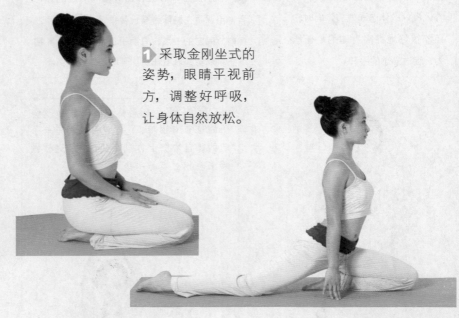

1 采取金刚坐式的姿势，眼睛平视前方，调整好呼吸，让身体自然放松。

2 两手向前扶住地面，保持屈左腿，脚面着地，左脚回收，脚跟贴于会阴下，右脚向后直伸出去，脚背贴地，腰背立直，双手放于身体两侧。

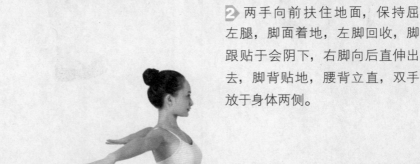

3 吸气，双手张开，向后伸展，感觉力量延伸到手指尖。

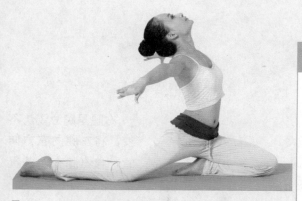

云雀式能够很好地促进全身的血液循环，柔软僵硬的颈部，增强平衡感，让女人的身体姿态更加轻盈平稳，更富有女人魅力；同时还能够调节自律神经，提高心智与自信心。

4 呼气，挺起胸部，上半身慢慢向后弯，头部后仰，颈部尽量拉长，尽量让双臂保持与肩相同的高度，定位停留 10 秒钟，深呼吸。

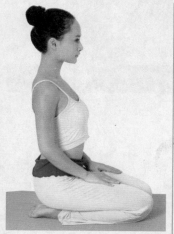

🗙 易犯错误

初练者上身容易倾斜，不能保持身体的平衡；伸直贴地面的那条腿容易出现屈膝的情况。

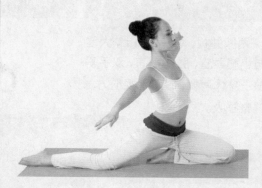

5 慢慢还原，放松，换相反方向做同样动作。

练习小叮咛

❶ 在保持腰部直立的状态下，增大身体后仰幅度，颈部与地面平行，会增加练习的效果。

❷ 初练者前方腿的脚跟可能不能直接收到会阴处，达到最大回收限度即可。 **❸** 意念集中在后腰背，一边做一边想象自已化身一只美丽的云雀，在蓝天展翅飞翔，心情自由而快乐，体态轻盈而美丽！

门闩式

动作图解

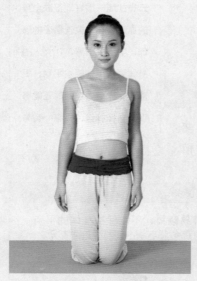

2 右腿呈跪立姿势不变，将左腿向左方伸直，与右膝在一条直线上，左脚指向左方。

1 两膝并拢，跪在地面上，大腿与小腿垂直，腰背挺直，双手垂放于身体两侧，眼睛平视前方，调整呼吸。

练习小叮咛

要注意控制身体的平衡，腹部收紧，同时要保持身体适度的紧张感。

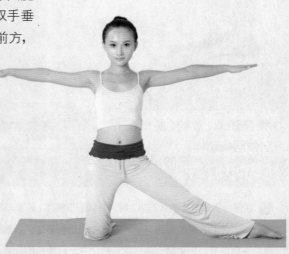

3 吸气，两臂侧平举，与地面平行，掌心向下，上半身挺直。

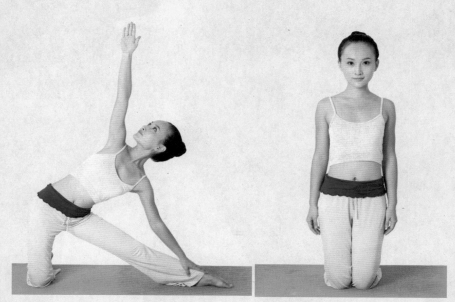

④ 呼气，上半身向左弯曲，左手掌从左大腿由上向下滑落至左脚踝上，伸直右臂向上伸展，与地面垂直，头部转向右侧，眼睛看向右手指尖的方向，保持30~45秒钟。

⑤ 吸气，直起上半身，两臂还原体侧，左腿收回，再按照以上步骤做另一侧练习。

加大难度： 左手掌心向上，放在左脚踝上，左耳贴左臂，伸直右臂向左移，使两手掌合十，保持30~45秒钟。

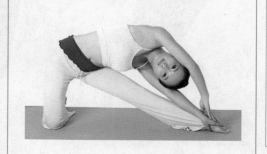

塑形功效

门闩式能够有效地促进全身的血液循环，减少腰围线上多余的脂肪，强壮腹部器官，灵活脊柱神经，消除背部僵硬感，使身体逐渐变得柔软、协调与舒展，不正确的姿态也得到纠正，变得端庄优雅。

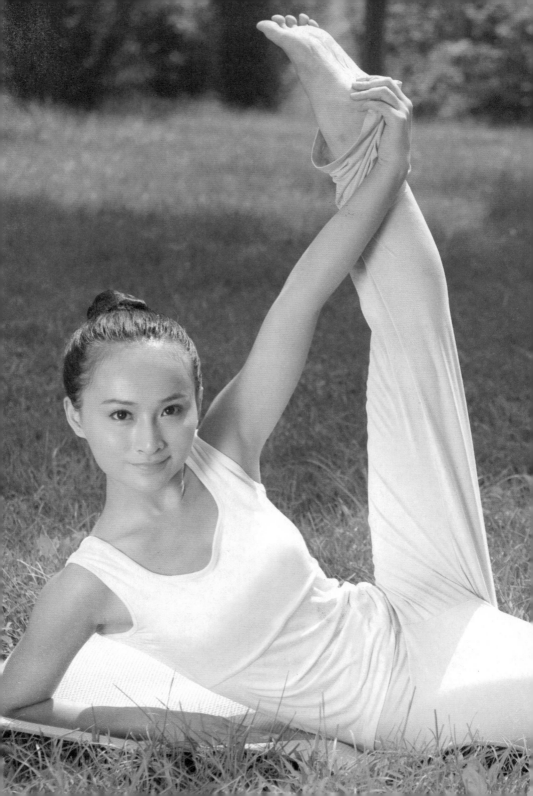

特别专题篇一：

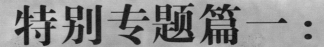

见缝插针，随时随地练瑜伽

如果你很忙，是个大忙人，没办法专门抽出一段时间来练习瑜伽，而你又特别渴望拥有完美的身材，那你就要学会在日常生活中见缝插针地进行瑜伽练习，比如工作时、做家务时、走在路上时，都是很好的练习瑜伽的时间，千万不要浪费掉哟！

第一章

边工作边练瘦瑜伽

上班族，尤其是办公室丽人们，由于长时间坐着不动、伏案工作、紧盯电脑、敲击键盘，精神也长期处于高度紧张的状态，很容易导致腹部出现赘肉、脊柱变形、身体僵硬，为了改善这一状况，可以边工作边练习一下办公室瑜伽，能起到瘦身美体、放松身心的效果。

▶ 椅上转身式

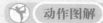 动作图解

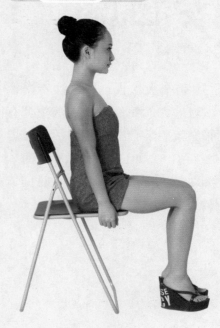 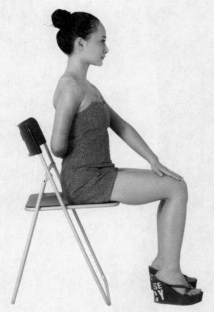

1 正坐于椅子上 1/2 或 1/3 处，挺直腰背，目视正前方，双手放于身体两侧。

2 左手扶在右膝关节上，右手手背置于背后或左髋关节上。

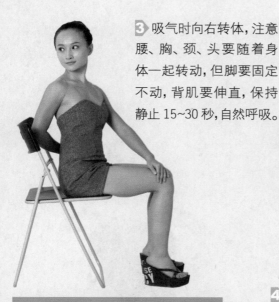

3 吸气时向右转体，注意腰、胸、颈、头要随着身体一起转动，但脚要固定不动，背肌要伸直，保持静止 15~30 秒，自然呼吸。

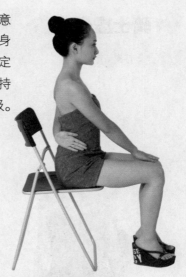

4 然后还原呼气，换另一边再做，左右各做 4 次。

练习小叮咛

1 在练习时，意识力应注意集中在腹部。**2** 头尽量向后方转，眼睛往远处眺望，可以看着绿色的物体，以便放松眼睛。**3** 在做回转动作时，为了减轻疼痛感，会不自觉地含胸，注意避免这种情况的发生。

瘦身功效

椅上转身式通过扭转身体，可以刺激脊柱和各内脏器官，促进体内激素的分泌，令人焕发青春活力，而且通过扭转脊柱，还可消除长时间伏案工作所致的背骨弯曲，同时通过拧转腹部，可促进胃肠蠕动，改善便秘，消除腹部脂肪。另外，头颈转动可消除紧张感和疲劳感，使头脑清晰，增强工作活力。

❎ 易犯错误

由于长时间伏案，腰背会有疼痛感，在做回转动作时，这种疼痛感会加剧，从而导致在做这个动作时为了减轻疼痛感，会不自觉地含胸，这样会降低练习的效果。

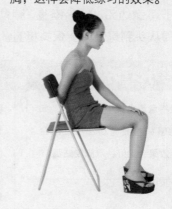

▶ 骑士虚坐式

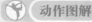 动作图解

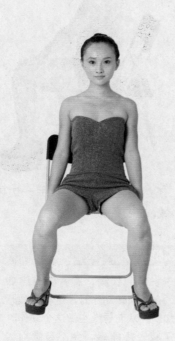 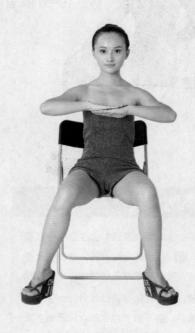

1 端坐在椅子上，双腿左右分开放在椅子两侧边沿，腰背挺直，脖颈伸直，即从头到尾骨都要保持挺直。

2 右手掌心贴于左手掌面上，使双手上下重叠，将双手慢慢抬至胸前，注意要挺胸立腰，收紧下颌。

练习小叮咛

注意将意识力集中在腰腹上；如果能够将呼吸与功法相互配合好，效果会更好；双脚要站稳。

瘦身功效

骑士虚坐式可以提高脊柱和腰部的活力，改善长期伏案所致的腰背酸痛以及纠正脊柱弯曲，同时还能增强胃肠功能，消除便秘所致的腹部肥胖。另外，还能修饰手臂和腿部线条，消除蝴蝶袖和大象腿。

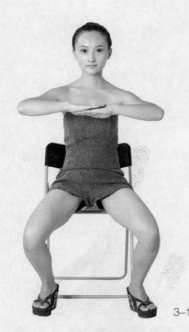

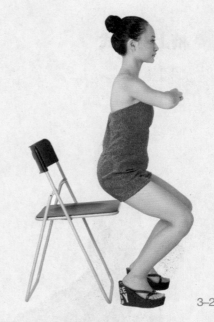

3—1

3—2

3 在抬高双手的同时，随之抬高臀部离开椅子 10 厘米，呈马步蹲式，注意要屈膝下腰，颈、背部尽量伸直，呼气，保持 15~30 秒，可重复做 10 次。

加大难度： 可在相重叠的手背上放上一块瑜伽砖，或者其他有一定重量的重物，能增强瘦臂、塑造手部线条的效果。

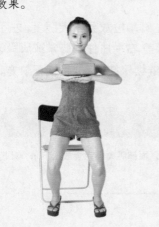

✗ 易犯错误

容易出现身体前倾的错误姿势，一定要避免这种情况的发生，否则会影响练习效果。

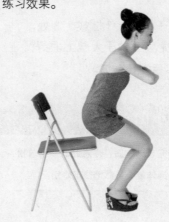

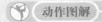

椅上身印式

动作图解

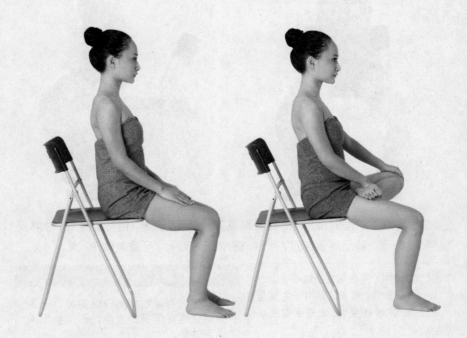

1 正坐于椅子上 1/2 或 1/3 处，双脚并拢,双手放于大腿上,腰、背、颈挺直, 目视正前方。

2 将左脚掌拉放到右大腿上, 左手扶住左膝盖,右手扶住左脚掌或脚踝,腰、背、颈继续保持挺直,目视正前方。

练习小叮咛

在最终完成动作后，注意此时肩颈放松，自然下垂，面部肌肉也完全放松下来，让地心引力将身体重心自然地往下牵引。

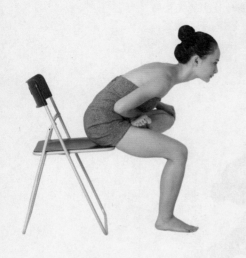

瘦身功效

可促进全身的血液循环和新陈代谢，帮助身体燃脂，同时还能帮助消化，缓解便秘和腹部胀气，消除腹部多余脂肪。另外，头部下垂还有助于气血回流至头部，防止头昏脑胀，增强工作效率。

3 吸气，上身缓慢地向前压，腰背尽量拉长，抬头，目视正前方，保持静止 15~30 秒。

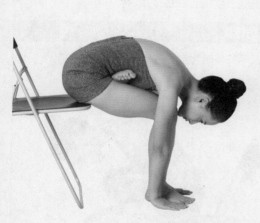

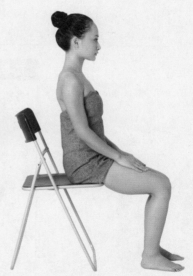

4 吐气，身体尽量贴向大腿，双手抓住右小腿或脚跟，也可以放在右脚两边的地面上，头自然下垂，深呼吸，保持 15~30 秒。

5 还原，换腿再做，可重复做 5 分钟。

加大难度：将着地的那条腿伸直，脚后跟着地，吐气，上身尽量向下压向腿部，尽可能地让上身完全贴紧腿部（初学者如果无法做到贴紧大腿，不必勉强，只要腿部有拉紧感即可），双手抓住右小腿或脚跟，保持 15~30 秒，做深呼吸。

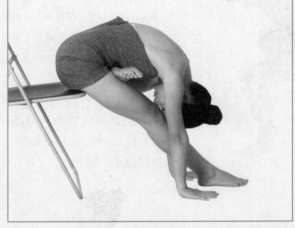

▶ 易犯错误

做第2、第3步时含胸弓腰，会影响练习效果。

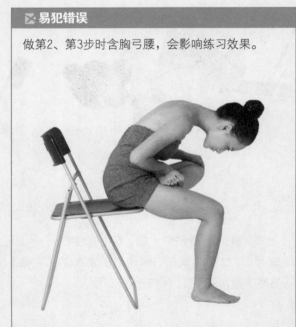

第二章 边做家务边练瘦瑜伽

　　女人除了工作，还有很多家务要做，常常感叹没有时间练瑜伽。其实只要有心，你完全可以做到家务、瑜伽两不误，比如可以边做家务边巧妙地练习瑜伽，这样既可以塑身，又不耽误你做完美主妇。

▶ 擦拭桌子 VS 绕臂画圆

 动作图解

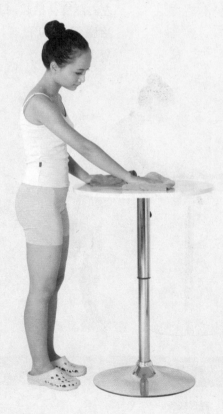

1 站在要擦的桌子前，左、右手各拿一条抹布，从身体左边开始以顺时针擦拭桌面。再慢慢绕至另一边，约10次之后再换逆时针擦拭。

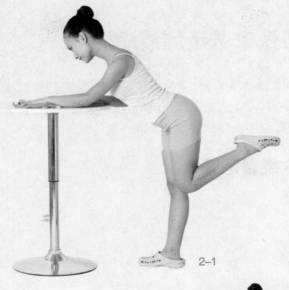

2-1

2 站在要擦的桌子前，左、右手各拿一条抹布，左右腿交替抬起，每次抬腿保持 10 秒钟，重复 10 次。

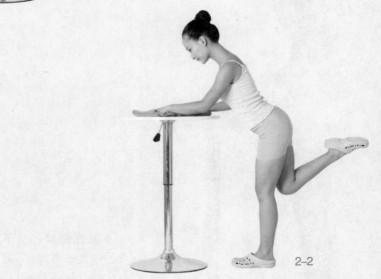

2-2

瘦身功效

可消除蝴蝶袖、去除罗圈腿，修饰手臂、腿部线条。

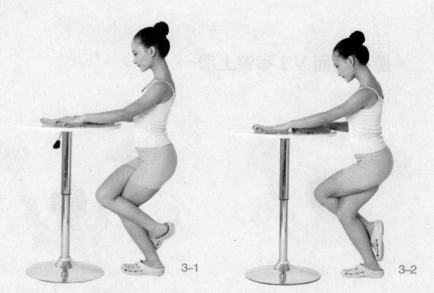

3-1   3-2

3 站在要擦的桌子前，左、右手各拿一条抹布，屈膝的同时，一条腿环扣在另一条腿上，此姿势保持 10 秒钟，左右腿交替进行。

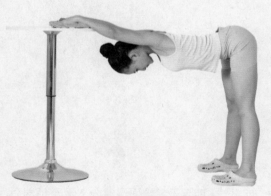

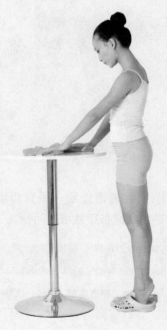

4 站在要擦的桌子前，左、右手各拿一条抹布，身体后退一大步，上身尽最大限度下压，双手做擦桌子的动作，保持此姿势 20 秒钟。

5 站在要擦的桌子前，左、右手各拿一条抹布，双脚同时抬起脚跟，前脚掌着地，保持姿势 20 秒钟。

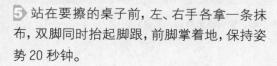

擦拭墙面 VS 举臂上滑

动作图解

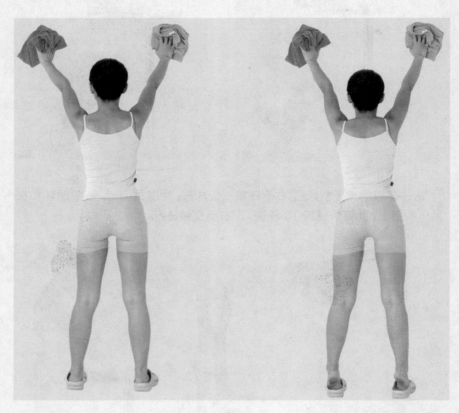

1️⃣ 站在墙面处约一手臂距离，两手各拿抹布顶住墙面两侧。

2️⃣ 两手沿着墙面慢慢向上滑，至顶端后，胸部微微下压，可重复做 5 分钟。

瘦身功效

可丰胸，塑造胸型、胸线，改善胸下垂，使胸部更圆润、坚挺。

拖地 VS 双脚左右跨

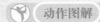
动作图解

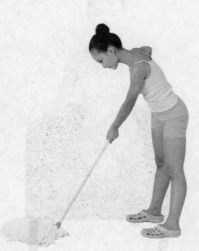

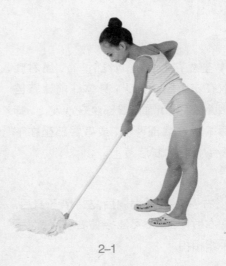

2–1

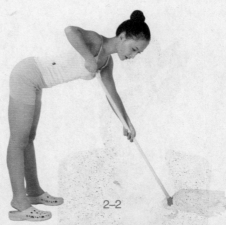

2–2

1 自然站立，双脚与肩同宽，将拖把置于身体中央，左右摆臀到最大位置，拖把随着臀部移动。

2 也可以在擦地的时候双手握住拖把，身体向前屈至90°，双手伸直，腰部用力收紧，向左右摆动拖把。

3 重复上述动作，直至把地拖完。

瘦身功效

可伸展大腿内部肌肉，消除大象腿，美化腿部线条。第二组动作还可以刺激到腰背部和上肢，消除老虎背、水桶腰和蝴蝶袖，修饰上身线条。

▶ 看电视 VS 开肩牛面式

 动作图解

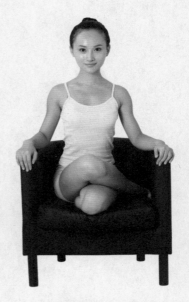

1 坐立在沙发上，背部挺直，屈右膝放在左大腿上交叉，身体往前让膝盖相叠垂直于地面，臀部坐在沙发上，脚后跟放在臀部两侧，或者臀部坐在下面那条腿的脚后跟上。

2 右手举高，屈肘向后，左手背于身后，屈左肘向上，尽可能握住右手，使两手手指相扣。

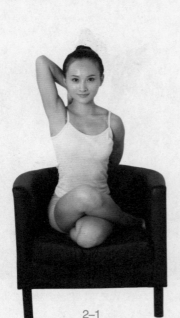

2-1

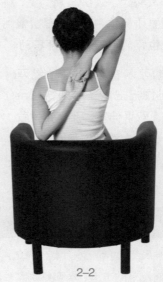

2-2

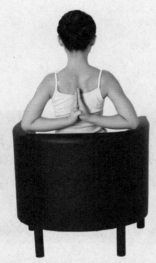

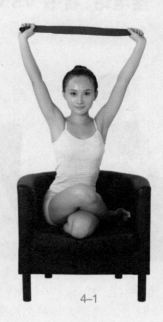

4-1

3 在第1步的基础上，双手在背后合掌，有助于打开肩胛骨和胸廓。

瘦身功效

可以消除肩和手臂上的赘肉，美化肩部和手臂线条，同时还有很好的丰胸、塑胸的效果。另外，由于脊柱一直处于挺直的状态，还能纠正脊柱的弯曲度，改善身体歪斜的感觉。

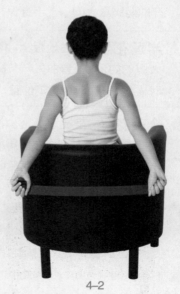

4-2

4 在第1步的基础上，双手抓住绳子的两头，向头顶上方举，伸直手臂，然后向后拉伸，落到身体的后方，注意不要弯曲手臂。

5 上述动作每天约各做10次。

接电话、看书 VS 瑜伽经典坐姿

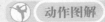 动作图解

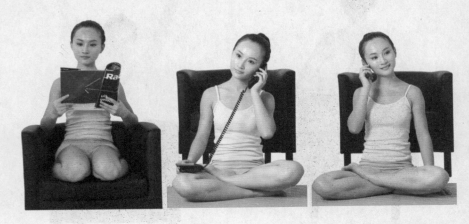

1 **金刚坐**：跪在沙发上，双膝并拢，两小腿胫骨着地，两脚脚背平放在沙发上，两脚大脚趾交叉摆放，两脚跟倒向两边；坐下来，臀部落在分开的两脚跟之间；上半身保持直立，双手拿着杂志、报纸或书本阅读。

2 **半莲花坐**：坐在地板上，将两腿向前伸直；弯曲一条腿，脚顶在另一条大腿的内侧；再弯曲另一条腿，将脚放在另一条大腿上，腰背挺直。累的时候，可交换双腿上下位置，可以看电视、看书、打电话都不耽误。

3 **全莲花坐**：坐在地板上，将两腿向前伸直；将右脚放在左大腿根部，脚跟抵左侧小腹处。将左脚脚心朝上，尽量放在右大腿根部，脚跟抵在右侧小腹处。注意双膝要尽量贴向地面，可以看电视、看书、讲电话都不耽误。

瘦身功效

凡是瑜伽坐姿，挺直脊柱，将臀部肌肉推出坐在坐骨上，都可以纠正脊柱弯曲，扶正身体，同时还能加强血液循环，增强腹腔、盆腔内的脏腑器官功能，由内帮助脂肪燃烧。另外，还能放松脑神经，清静减压，放松紧张的心情，使人心灵静谧。

刷牙 VS 伸展腿脚

动作图解

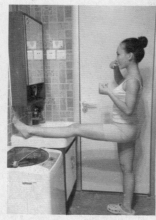 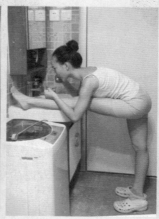 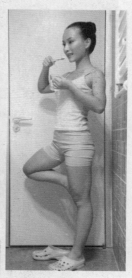

1 刷牙时，可将左腿抬起放在墙上或者放在稍高一些的洗手台上，双腿伸直，尽量不要屈膝，如果膝部比较僵硬，左膝可微屈。

2 依次将腹部、胸靠向大腿，并尽可能向左脚的方向靠近，直至感觉到左脚后侧有很大的拉伸，再继续刷牙，保持2分钟。然后换右腿练习。

3 刷牙时，取树式站姿，左右腿交替进行，直至刷完牙齿为止。

瘦身功效

可按摩腹部及盆腔器官，增强消化功能，改善便秘，消除腹部赘肉；也可灵活双腿，修饰腿部线条；还可拉伸脚后的膀胱经，改善水肿型肥胖。

刷牙 VS 踮脚和后展腿

动作图解

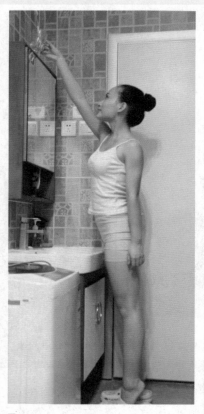

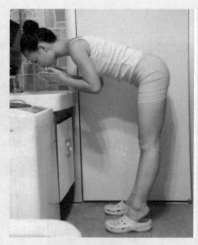

1 洗脸时，踮起脚跟，保持 5 秒，再放下，再踮起，重复做此动作到洗脸完毕。

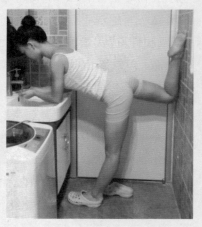

4 刷完牙后，踮起脚跟将牙刷和杯子放到高处的台子上，保持此姿势 10 秒钟。

2 洗脸时，可将一条腿向后伸展，如果有墙的话，可沿着墙向上伸展，如果没有墙，可向后上方伸直腿。

第三章　路上也能练瘦瑜伽

　　女人每天循环往复于上班下班、买菜逛街，如果平时没时间练习瑜伽的话，那就别再浪费上下班途中、等车以及乘车的时间，好好利用这段时间，身材就能偷偷变得窈窕显瘦。

▶ 走路时

 动作图解

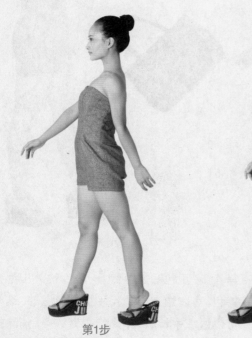
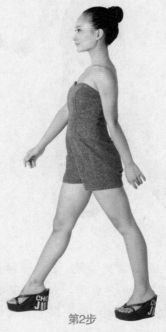

第1步　　　　　　　　　　　第2步

第 1 步：掌握正确的走路姿势。走路时，挺胸抬头、收紧小腹，夹紧臀部，这样可以刺激到腹部肌肉，上提臀大肌。注意千万不要弓腰驼背，否则会破坏身体的平衡感，降低减肥塑身的效果。

第 2 步：加大走路的步幅。走路时，跨步要比平时散步时大一些，可以锻炼到大腿肌肉，消除萝卜腿。

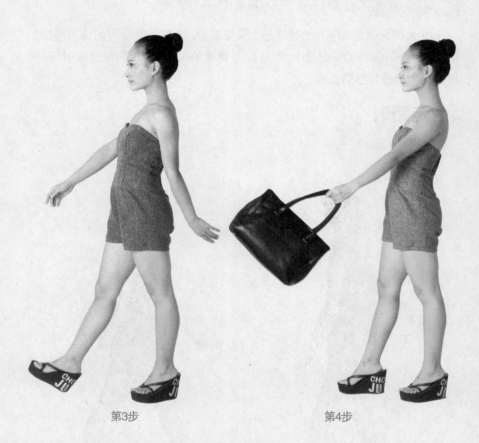

第3步　　　　　　　　　　第4步

第3步：后脚跟先着地。走路时，要将重心放在前一只脚上，每跨出一步，前一只脚的落脚顺序应为脚跟→脚心→脚尖，不要整个脚底都着地，这样走路可以让腿的曲线变得紧实匀称。

第4步：甩包锻炼手臂。一般女性外出都会挎包，可以边走路边用手提着包甩动，这样可以锻炼手臂肌肉，修饰手臂线条，消除蝴蝶袖。但要注意包不要太重，也不要妨碍到路人。

排队等候时

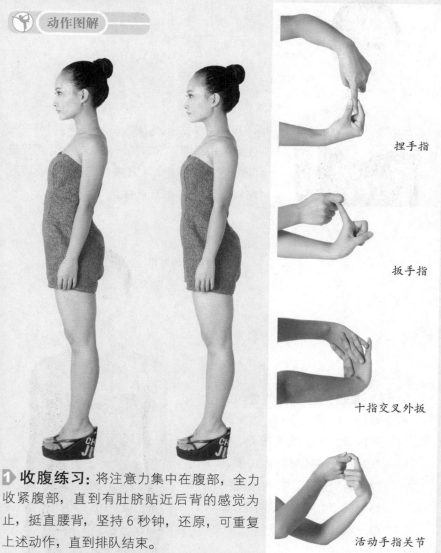

捏手指

扳手指

十指交叉外扳

活动手指关节

1 收腹练习： 将注意力集中在腹部，全力收紧腹部，直到有肚脐贴近后背的感觉为止，挺直腰背，坚持6秒钟，还原，可重复上述动作，直到排队结束。

2 捏指： 等车时，如果两手空闲的话，可以依次捏一捏十指，再逐根手指扳一扳，然后十指交叉向外扳一扳，逐一活动各个手指关节，可活络双手，塑造芊芊玉手。

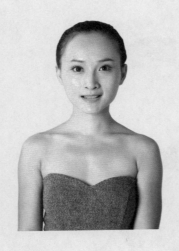

3 **叩牙：**等车时，先闭上口，上下牙轻轻叩击，注意叩击时要门牙对门牙，依次对应，可反复叩击到排队结束，可锻炼脸部肌肉，收紧脸部线条，美容、养颜、护齿。

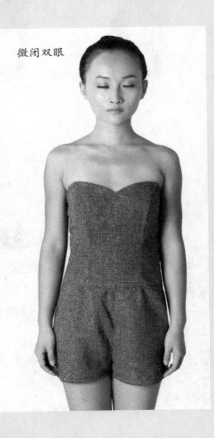

微闭双眼

4 **练眼：**等车时，先像闭目养神一样微闭双眼，然后睁开眼睛，使劲抿紧嘴唇，接着两眼球按顺时针转10圈，再逆时针转10圈，可反复不停地转动，可养目、明目，塑造一双电眼。

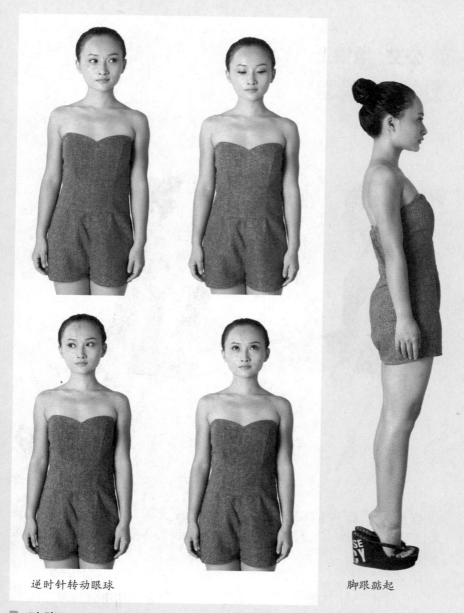

逆时针转动眼球　　　　　　　　脚跟踮起

5 踮脚： 等车时，自然站立，两脚并拢，两腿夹紧，反复做脚尖踮起、放下的动作，注意踮脚时收肛，脚尖放下时放松肛门，可改善臀部下垂、臀部肌肉松弛问题，塑造一个圆翘、结实的美臀。

公交、地铁上

动作图解

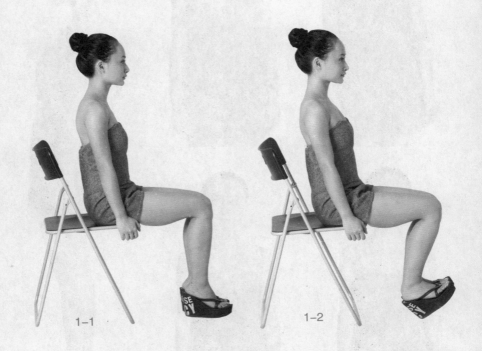

1-1

1-2

1 坐姿摆动脚尖：坐在车座上，大腿与小腿呈 90° 摆放好，脚跟的位置固定不动，脚尖做上下反复摆动的动作，可以锻炼小腿肚的肌肉，让小腿线条更匀称。

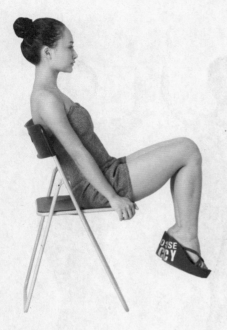

2 坐姿抬腿： 坐在车座上，双腿、双脚并拢，弯曲膝盖，上抬双腿，使脚离地面5厘米，保持此姿势至无法坚持，放下休息一会儿，重复上述动作。能够锻炼腹肌和大腿肌肉。

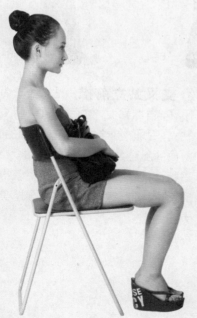

3 坐姿压缩腹部： 坐在座位上，挺直腰背，注意尽量让背部整个靠在椅背上，把包包紧贴在腹部的位置，用力向内收缩腹部肌肉，同时双手用力压皮包，背部用全力压向椅背，感觉腹部向背部接近，动作持续6秒，反复练习3~5次。

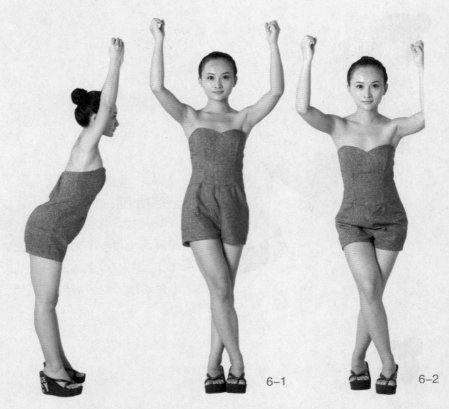

6-1

6-2

4 站立收腹： 双手抓住车上的吊环或者双手握住车上的扶手，自然站立，双脚打开同肩宽，身体略向前倾，可一边数着拍子，一边用力向内收腹，直至感觉到腹部肌肉紧绷，保持5秒钟，再慢慢放松腹部肌肉，可反复做10分钟，可有效紧缩腹部肌肉，慢慢缩小小腹。

5 手抓吊环： 当车上没有座位，需要站着时，可用手抓住车上的吊环，反复做用力握紧、放松的动作，有助于让手腕变细。

6 交叉站立前推： 先抓住车内的吊环，自然站立，然后双腿前后交叉站立，后面的腿全力向前推前面的腿，前面的腿全力向后压后面的腿，交替进行，5分钟后换腿的位置重复再做5分钟。可刺激大腿部的肌肉，美化大腿线条。

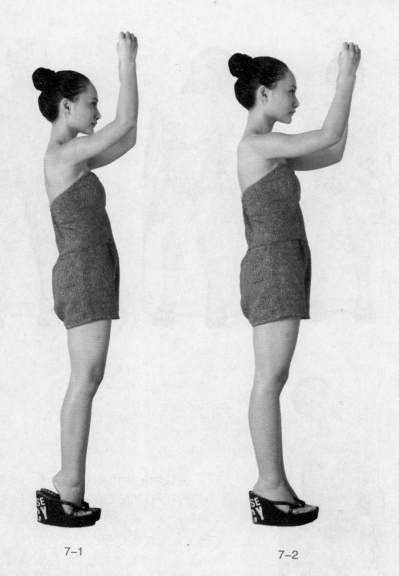

7-1   7-2

7 站立踮脚：手抓吊环或者手握栏杆，抬高脚跟，如果能像跳芭蕾舞一样用脚尖站立最好，直至感觉累了再放下，反复练习直至下车，可收紧小腿和大腿后侧的肌肉，有助于美化腿部线条。

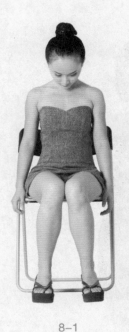

8-1

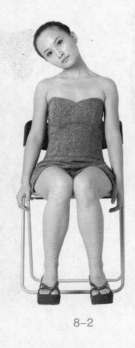

8-2

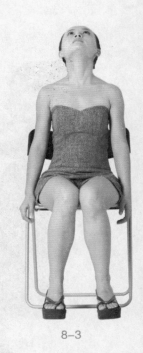

8-3

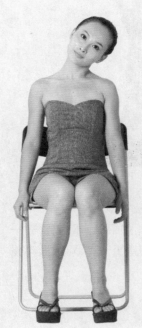

8-4

8 头绕环： 坐在车座上，或者手抓吊环或手握扶手自然站立，头部先沿前、右、后、左，再沿前、左、后、右用力而缓慢地旋转绕环，练习中常可听到颈椎部发出响声。这个动作有助于增强颈部肌肉，祛除颈纹，塑造天鹅颈，消除双下巴。

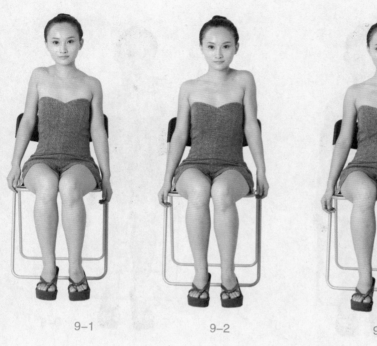

9-1　　　　　　　9-2　　　　　　　9-3

⑨ 肩耸动： 首先一肩高耸，一肩下降，反复进行 10 次；接着两肩同时向上耸动，反复进行 10 次；两肩一上一下向前后环绕颈旋转，反复进行 10 次。可纠正高低肩，消除圆肩，修饰完美的肩线。

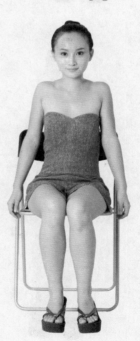

9-4

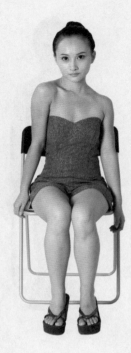

9-5

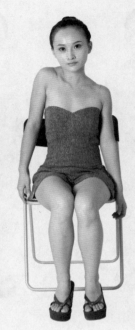

9-6

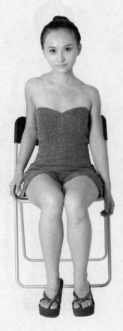

9-7

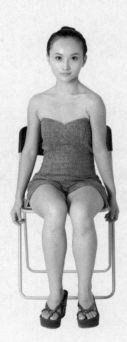

9-8

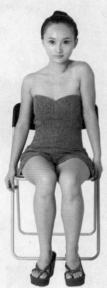

9-9

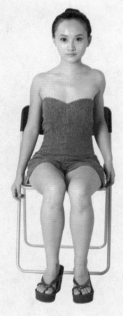

9-10

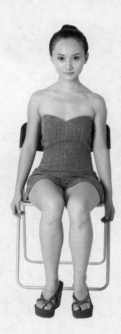

9-11

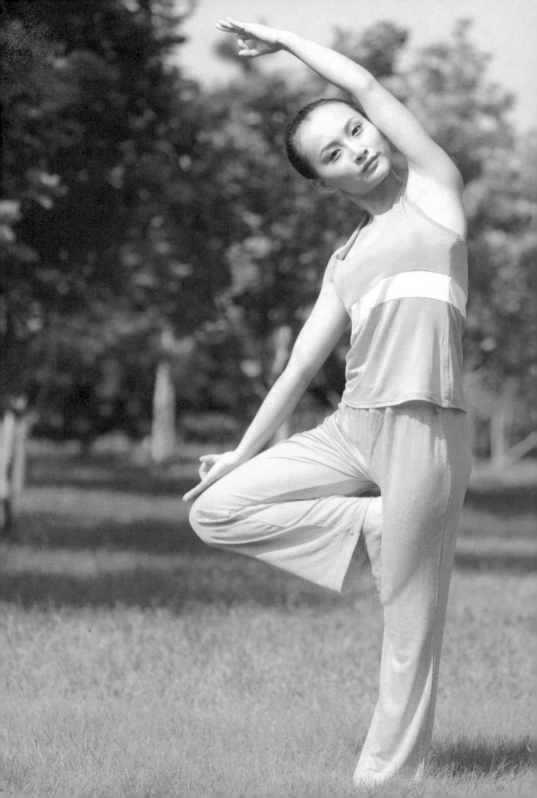

特别专题篇二：

日常生活饮食配套跟进战术

要保持完美的身材，除了练习瑜伽外，日常的饮食和生活习惯也起着决定性的作用，如果只是很勤奋地练习瑜伽，而饮食上不节制，生活习惯也糟得一塌糊涂，你的身材要保持好可能会面临诸多困难。所以，将瑜伽饮食和良好的生活习惯与练习瑜伽一起配套跟进吧，这样会达到事半功倍的效果！

✿ 瑜伽饮食——由内调整发胖体质

在通过练习瑜伽来达到减肥塑身目的时，除了需要注意呼吸和姿势外，瑜伽饮食的配合也非常重要，可强化减肥塑身的效果。同时，瑜伽饮食也是一种非常健康的饮食方式，在帮助保持体形的同时，也能获得健康的身体。那么，应该怎样执行瑜伽饮食呢？接下来就为大家介绍一些瑜伽饮食的基本法则与主张，以及每周的饮食安排，并推荐一日三餐的经典瑜伽食谱。

了解瑜伽饮食的基本法则与主张

1 **细嚼慢咽**。唾液呈碱性，可以中和食物中的酸性，减少酸性对身体的危害，所以每吃一口饭，最好咀嚼20次再下咽，以促进唾液的分泌，并充分与食物混合。同时细嚼慢咽还能充分享受食物的味道，且非常有利于控制食欲，减少食量。

2 **饮食简单清淡**。过多的食材，烹制流程也比较繁杂，可能会影响食物的营养，因此建议食材简单一些。尽量保持清淡饮食，不要吃过重口味的食物，否则不仅会刺激消化系统，而且还会产生不良情绪，对身体造成不适。

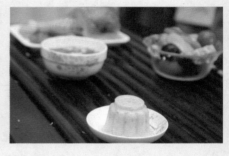

3 **快乐进食**。如果吃饭时比较匆忙、疲倦或是心情不佳，容易造成消化不良，食物中的营养就无法被身体吸收，毒素也无法排出体外，所以，吃饭时，应保持愉悦的心情。

4 **定量饮食，八分饱**。每餐最好能定时定量，为消化系统建立科学健康的生物钟，每次吃饭不要过饱，八分饱即可，否则过量饮食的话，不仅会使消化系统紧张，造成消化系统紊乱，而且过量食物得不到消化，会在体内产生毒素，加重身体负担。

5 **睡前两个小时不要进食**。很多人都有睡前吃宵夜的习惯，当人睡着时肠胃反而还在进行剧烈的运动，造成胃肠功能紊乱，而且食物也无法得到充分的消化吸收，久而久之不仅会对胃肠造成伤害，而且还会产生有毒物质。

6 **远离油炸、烧烤食物。** 油炸、烧烤类食物，常含有较高的油脂，容易导致肥胖，而且还容易产生不良情绪。

7 **少吃大鱼大肉，以素食为主。** 肉类食物易产生负面情绪，阻碍能量在身体中自由流动，因此，应尽量避免大鱼大肉，多吃素食，可以帮助减少热量的摄取，有助于保持体形。

8 **选食优质蛋白质。** 为了给身体代谢提供足够的必需氨基酸，可选择一些优质的蛋白质，比如豆腐、牛奶、奶酪、鸡蛋等。在选择蛋白营养时，可选择大豆蛋白和乳清蛋白，但不要选择由猪皮经浓缩后再水解精制而成的水解胶原蛋白。

9 **适当多吃蔬菜和水果。** 水果中含有较高的糖分，应注意量的控制，建议每天食量控制在 100~200 克，如果每天吃的量超过 250 克，应减少主食的量，以减少能量的摄取。蔬菜的摄取量应保证在 400~500 克，为身体提供足量的维生素、膳食纤维，维持机体的代谢需求，增加胃肠的蠕动，促进体内毒素与废物排出体外。

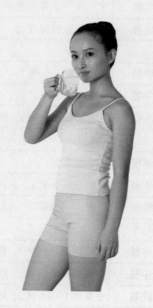

10 **适量多吃坚果和种子类食物。** 一般坚果和种子类食物富含不饱和脂肪酸、蛋白质、维生素 E，为身体提供所需的营养和能量，但由于此类食物热量较高，多吃容易导致发胖，建议每天摄入 10~20 克即可。

11 **每天喝 10~15 杯白开水。** 每天喝掉大量的白开水，最好能大于 10~15 杯白开水，能够帮助身体排毒，使身体和肌肤保持水分平衡，防止或者延缓肌肤衰老，并减少身体对油脂的依赖，有助于减肥。注意最好饭后半小时再喝水，吃饭时不要喝水或饮料。平时也尽可能远离咖啡、浓茶、巧克力、可乐等。

7 天瑜伽食谱执行表

第一天	
早餐	咖啡，苹果
午餐	米饭（一小碗），炒土豆青椒丝，生黄瓜一根，紫菜汤
晚餐	煮虾（数只），烧豆腐，凉拌生洋葱、芹菜
第二天	
早餐	麦片粥（一小碗），面包（一片），葡萄
午餐	鲫鱼萝卜豆腐汤，煮鸡蛋（一个），蔬菜沙拉
晚餐	绿豆粥（一小碗），馒头（一个），生拌茄泥，生黄瓜一根
第三天	
早餐	乌龙茶，猕猴桃
午餐	烧竹笋，凉拌西兰花，煮鸡蛋一个
晚餐	牛肉，凉拌海带丝
第四天	
早餐	大米粥（一小碗），全麦面包（一片），橙子
午餐	烧牛肉，蔬菜沙拉，冬瓜汤，生西红柿一个
晚餐	玉米粥（一小碗），馒头（一个），烧芦笋，生黄瓜一根
第五天	
早餐	咖啡，苹果
午餐	米饭（一小碗），素焖扁豆，炒青菜，冬瓜汤
晚餐	鸡肉，烧胡萝卜，凉拌芹菜
第六天	
早餐	麦片粥（一小碗），橙子
午餐	煮鸡蛋一个，烧海鱼，蘑菇炒青菜
晚餐	白薯粥（一小碗），凉拌菠菜，饼（一两）
第七天	
早餐	绿茶，苹果
午餐	胡萝卜，芹菜炒猪肝，煮鸡蛋（一个），西红柿汤
晚餐	绿豆粥，蒜拌海带丝，馒头（一个），生黄瓜一根

✳ 一日三餐瑜伽食谱推荐

早餐：为一天的起点提供充足的能量

早餐能够为一天的开始提供充足的能量，在接下来的工作和瑜伽练习时让你充满活力，在中午时不会感到饥饿，进而能够帮助减少午餐和晚餐的摄入量。瑜伽练习者的早餐建议选择谷物、全麦食品，这样不仅能提供持续充足的能量，而且还为身体提供丰富的不溶性纤维素和可溶性纤维素，有助于胃肠蠕动，促进机体排毒，同时由于其体积较大，可减少食物的摄取量，一般建议早餐的摄取量占一天饮食的 3 成量较佳。

充满活力的瑜伽早餐推荐

◎ 黑米土司 🍴

❖ 材料

面粉 210 克，黑米粉 50 克，牛奶 80 克，鸡蛋 30 克，糖 40 克，盐 3 克，酵母 5 克，水 40 克，黄油 25 克，450 克吐司模一条。

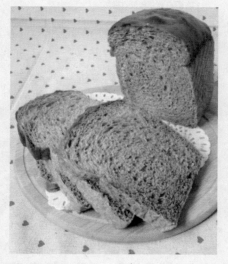

❖ 做法

❶ 把材料中除黄油外的材料混合，揉和成团后，再裹入软化的黄油揉至可以抻出较为坚韧的薄膜。

❷ 揉好的面团放入抹了油的盆里，置于 28 度左右的环境中发酵至 2 倍大。

❸ 发好的面团中心用沾了面粉的手指戳下去，孔洞不会塌陷和回缩就是发酵好了。

❹ 取出发酵好的面团，排气后滚圆，盖保鲜膜醒发 15 分钟。

❺ 醒发好的面团擀成长条，卷起，放入提前抹了油的吐司模中，放入

温度约 35 度、湿度 85% 的环境中最后发酵。

⑥ 发至约 8~9 分满,取出表面刷一层全蛋液,放入预热 180 度的烤箱,烤约 30 分钟左右即可(如果中途表面上色太深,可在表面加盖锡纸)。

⑦ 吐司趁热脱膜,完全放凉后再切片。

黄豆玉米饼

材料

玉米面 1 小碗,黄豆粉 1/2 小碗。

做法

① 将细玉米面、黄豆粉放入盆中揉和均匀,使面团柔韧有劲。

② 面团揉匀后揪面剂,然后做成饼状。

③ 将窝头上端揪成尖形,上屉用大火蒸 20 分钟即可。

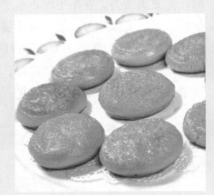

芦笋浓汤

材料

芦笋 200 克,洋葱 25 克,土豆 50 克,黄油 15 克,橄榄油 10 克,排骨汤(或鸡汤)0.5 升,淡奶油 25 毫升,大蒜 2~3 瓣,鲜百里香、香叶、芹菜各适量,盐、黑胡椒、酸奶各少许。

做法

① 芦笋刮去底端的皮,切小丁,土豆去皮切小丁,洋葱也切小丁,大蒜瓣切片,芹菜切段。

② 黄油放入锅里小火化开,再加入橄榄油,放入芦笋、土豆、洋葱一起翻炒约 4 分钟。

③ 注入排骨汤,也可以用鸡汤,煮开后加入大蒜片、香叶、芹菜、鲜

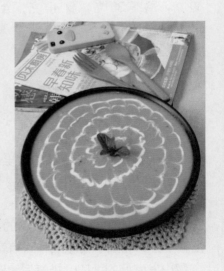

百里香。

④ 盖盖儿转小火熬煮约 20 分钟，至蔬菜变软。

⑤ 从煮好的汤里捞出香叶和百里香，稍微放凉一些，然后将油倒入料理机中，搅打成细腻的泥。

⑥ 打好的芦笋泥重新倒回锅里，小火煮开，加入淡奶油 50 毫升，搅拌均匀，最后加入盐和黑胡椒粉调味即可。

⑦ 装盘后，在浓汤的表面可以淋上鲜奶油或者是酸奶，然后用竹签划出花纹即可。

蛋黄豆腐

材料

内酯豆腐一盒，洋葱 1/4 个，姜丝少许，干香菇、青豆、胡萝卜各适量，高汤 1 碗，熟咸蛋 1 个，白胡椒粉、葱花各少许。

做法

① 豆腐取出，切小块，放入淡盐水里浸泡 5 分钟；洋葱切小丁，姜切丝；干香菇泡发后切小丁；胡萝卜也切成一样大小的丁。

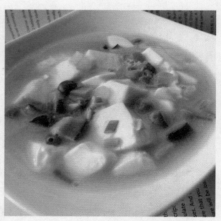

② 高汤准备好，一般可以用家里煮鸡或排骨的汤，没有的话可以用一个浓汤宝加开水调开，如果不想使用浓汤宝的朋友，就用清水也可以，只不过味道会略清淡些。

③ 咸蛋剥开，取蛋黄切小丁（如果蛋白丢掉觉得可惜，也可以切成小丁，煮时添加进去，蛋白会很咸，放时酌量，并减少盐的量）。

④ 锅入油放葱姜爆香，倒入咸蛋黄略炒一下，出香味即可。

⑤ 倒入高汤和适量清水，煮开，再倒入豆腐块。

⑥ 加入蔬菜粒和多余的蛋白丁，烧开，试下咸淡，看是否还要添加盐。

⑦ 调好味后转小火，煮至豆腐入味。

❽ 出锅前撒葱花再加入少许白胡椒粉，也可以淋几滴香油。

贴心小提示： 喜欢晨起练习瑜伽的人，建议空腹锻炼为佳，练习结束后不要立即吃早餐，休息 40~60 分钟再进食更有益于身心健康。中午 10 点时，如果感觉有点儿饿，可适当食用一些流质食品。

午餐：让丰富的营养，为下午提供持续的精力

午餐的摄取量一般占一天饮食量的 4~5 成，建议在大米中放入五谷杂粮一起煮成杂粮饭作为主食，也可以选择全麦面包、粗加工面粉制作而成的面条做主食，但千万不要选择奶油蛋糕和油炸方便面等高热量食物。

营养十足的低热量瑜伽午餐推荐

◇xo 酱炒杂蔬 🍴

🥢 **材料**

山药 1 根，胡萝卜半根，香菇 2~3 朵，白玉菇、蟹味菇各 30 克，黑木耳 30 克，大葱、青豆各适量，xo 酱一大勺。

🥢 **做法**

❶ 山药洗净去皮切片，黑木耳提前泡发去蒂对切，蟹味菇和白玉菇洗净去蒂切段，香菇洗净去蒂切片，胡萝卜和大葱切片。

❷ 锅烧热，入适量油，放入大葱炒香。

❸ 先下所有的菌菇和黑木耳翻炒片刻。

❹ 再放入山药片一起炒匀。

❺ 加入一大勺的 xo 酱，翻炒均匀。

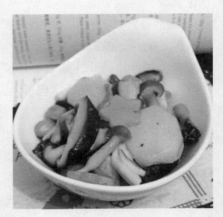

❻ 加入青豆和胡萝卜片，再根据自己的口味调入适量盐、糖，加入少许水，焖煮至蔬菜全熟，出锅前加少许鸡粉，淋少许香油拌匀即可出锅。

⊙海米蒸娃娃菜 🍴

🍳 | 材料

海米 30 克，娃娃菜 2 棵，大蒜
3 瓣，大葱 20 克，高汤、葱花、
盐、油各适量。

🍳 | 做法

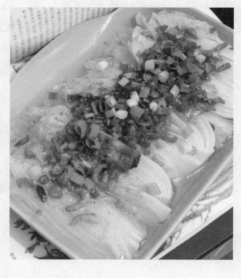

❶ 海米泡发，娃娃菜洗净切条，
大蒜和大葱都切碎。

❷ 锅烧热，入少许油，放入大
蒜和葱碎炒香。

❸ 加入泡发好的海米翻炒均匀。

❹ 把娃娃菜排列在碗盘里，在
表面铺上炒好的海米，撒上适量盐，舀入足量的高汤。

❺ 放入锅里蒸至娃娃菜成熟，出锅后在表面撒上适量葱花。

❻ 烧热少许油，淋在葱花上爆出香味即可。

⊙鲜烩芦笋 🍴

🍳 | 材料

鸡架 250 克，芦笋 200 克，火
腿 30 克，盐适量。

🍳 | 做法

❶ 鸡架洗净，用水煮开后，放
入两片火腿转成小火熬煮，一
边煮一边撇去浮沫。

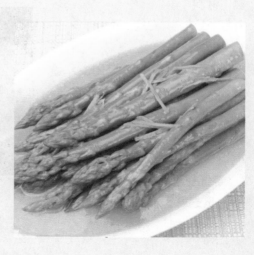

❷ 芦笋洗净，用开水余烫，捞
出沥干水分，把剩下 1 片火腿
切成丝。

❸ 锅内倒入油，待油烧至八成
热的时候，放入芦笋翻炒。

❹ 加入熬好的高汤、火腿丝，煮 5 分钟即可。

⊙ 金银馒头 🍴

⬦ 材料

黄玉米面 2 碗，小麦面粉 1 碗，酵母 1 勺，食用小苏打 1/2 勺。

⬦ 做法

❶ 将玉米面、面粉分别放入盆内，放入酵母、水，分别和成较硬的面团，饧发，备用。

❷ 将发足的面团放在案板上，放入食用小苏打，揉匀后搓成条，分成剂子，用手揉搓成馒头状。

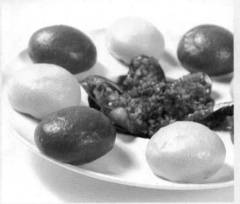

❸ 将馒头生坯盖上湿洁布，饧约 10 分钟，再间隔均匀地码入屉内，放在沸水锅上，用旺火沸水蒸约 20 分钟即可。

⊙ 红豆大米饭 🍴

⬦ 材料

红豆、大米各 1/2 碗，黑芝麻少许。

⬦ 做法

❶ 先将红豆提前一天用凉水泡好。

❷ 将红豆、大米淘洗干净，放入电饭煲中，加入适量水，按下电饭煲的开关。

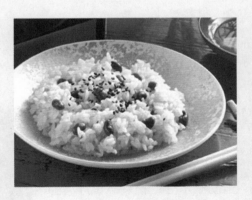

❸ 至红豆、大米焖熟后，打开盖，撒上黑芝麻，盛碗即可食用。

⊙金银花花草减肥茶 🍴

✦ 材料

干金银花、干菊花、山楂各5克，枸杞子适量。

✦ 做法

❶ 将干金银花、干菊花、山楂、枸杞子洗净，放入烧开的水中。

❷ 以小火煎煮约30分钟，去渣取汁即可。

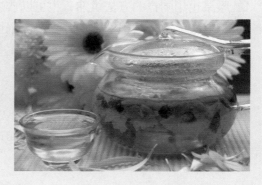

贴心小提示：不要在午餐前后练习瑜伽，如果你的瑜伽时间安排在12点左右，可将午餐推迟到2点左右进餐。

晚餐：让心绪回归平和自然

如果午餐摄取的营养充足，晚餐可少吃一些，选择一些奶制品和水果即可，以保持胃的排空，有助于晚上瑜伽的练习。如果感觉有些饿，可以选择喝一碗蔬菜汤或者沙拉、凉拌菜等。

宁心安神的瑜伽晚餐推荐

⊙凯撒沙拉 🍴

✦ 材料

生菜1棵，紫甘蓝4~5片，大蒜1~2瓣，培根1~2条，腰果30克，面包10克，原味沙拉酱、凤尾鱼罐头、盐各适量。

✦ 做法

❶ 生菜和紫甘蓝洗净，在淡盐水里浸泡约15分钟杀菌。

❷ 面包切丁，烤干，也可以

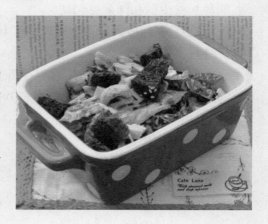

用平底锅，不放油，小火煎成面包干。

③ 腰果也用同样的方法烘熟，也可以放烤箱里烤熟。

④ 把培根煎熟，培根里有油分，所以锅里也不用放油。

⑤ 蒜剁碎，凤尾鱼可以用罐头的，凤尾鱼稍微切下。

⑥ 把原味的沙拉酱、凤尾鱼丁、蒜末在一起拌匀，就是恺撒酱了。

⑦ 生菜用纸巾吸干表面水分，撕成可以入口的大小；紫甘蓝也吸干水分，切丝；培根切条，一起放在盆里。

⑧ 把第6步拌好的凯撒酱倒入，拌匀即可。

⑨ 装盘，表面撒上熟腰果和面包丁。

土豆沙拉

材料

土豆2~3个，胡萝卜半根，洋葱半个，生菜叶若干，甜豆适量，沙拉酱、黑胡椒粉各少许。

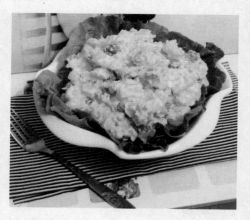

做法

① 生菜洗干净，放入盐水中浸泡一下，可起到杀菌的作用。

② 土豆洗净煮熟，然后去皮，切成约1厘米见方的丁，放入搅拌盆里。

③ 胡萝卜去皮，和洋葱一起切成丁，和甜豆一起放入开水中焯熟，水中同时加入适量的盐和几滴油，可以保持食材的色泽。

④ 焯熟后捞出胡萝卜、洋葱丁和甜豆沥干，与土豆丁放在一起。

⑤ 等蔬菜丁都凉了之后，挤上自己喜欢的口味的沙拉酱，再加入适量的盐和黑胡椒粉（如果喜欢的话，加入一些熟鸡蛋丁，拌在一起也非常好吃），慢慢搅拌均匀即可。

⊙腊八粥 🍴

✦ | 材料

红豆、黄豆、大米、糯米、薏米、核桃、花生、紫米、桂圆、莲子、红枣、枸杞子各适量。

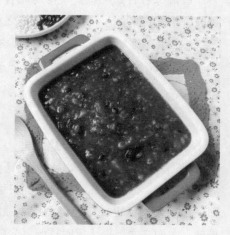

✦ | 做法

❶ 由于红豆、黄豆、薏米、莲子不容易煮熟，可以提前泡发个 3~4 小时。

❷ 把泡发好的材料和所有其他的材料一起混合，洗净，注意枸杞子先不要放，因为枸杞子煮久了容易烂，所以要最后才放。

❸ 加入足够多的水，大火烧开，撇去浮沫，盖盖儿转小火熬煮（如果想要快的话，可以用高压锅来做）。

❹ 要煮到豆类都熟透以后，再加入冰糖适量调味（因为如果糖放得太早，豆类就会煮不烂；另外特别要说的是粥因为添加了糯米很浓稠，所以要经常搅动一下，以免粘底）。

❺ 最后加入枸杞子，再熬煮 15 分钟左右即可。

⊙蜂蜜胡萝卜牛奶 🍴

✦ | 材料

胡萝卜 50 克，牛奶半杯，蜂蜜 1 勺。

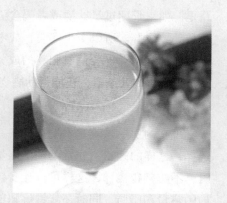

✦ | 做法

❶ 将胡萝卜洗净，去掉皮后切成块。

❷ 把牛奶温热。

❸ 把胡萝卜和牛奶一起倒入榨汁机中榨成汁。

❹ 最后加入蜂蜜即可。

生活习惯——牢记该做和不该做的

瑜伽练习者如果想要获得窈窕有型的身材，并希望能够长期保持曼妙身段，培养良好的生活习惯是重中之重。要知道，不良的生活习惯可能是导致你肥胖的罪魁祸首，比如暴饮暴食、不爱运动、久坐不动、爱吃零食等，要提高警惕，尽可能改掉不好的生活习惯，这样减肥效果会更佳。

牢记该做的

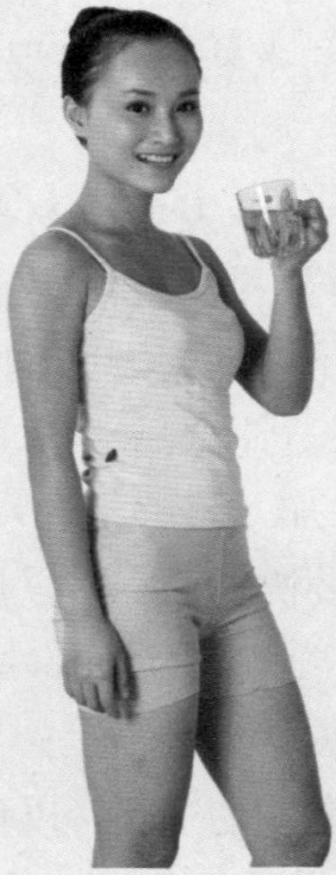

√养成每天排便的良好习惯

排便不仅能够帮助排毒，而且还能达到很好的减肥效果，因此养成每天排便的习惯非常重要，即使没有便意，也要定时上厕所，强制自己定时排便，久而久之，每天定时排便就会成为生物钟。如果便秘或者没有便意，可吃一些促进胃肠蠕动和排便的食物，比如牛蒡、全麦食品、猕猴桃等富含膳食纤维的食物。平时如果有便意，不要忍着，要及时排泄，排便时不要用力屏气，以免扰乱大肠功能。

√少喝酒，多喝绿茶

酒精的热量很高，其热量比碳水化合物多 7 卡路里，比蛋白质多 4 卡路里，如果长期过量饮酒或者喝含酒精的饮料，就会很难控制体重，甚至还会导致肥胖。所以应少喝酒，或不喝酒，建议多喝一些绿茶，绿茶不仅不含酒精和糖分等会诱发肥胖的成分，而且还能快速转化身体的热量，尤其是其所含的儿茶素，还能帮助燃烧脂肪。

√少坐电梯，多爬楼梯

现在的房屋建筑基本上都配备有电梯，乘电梯上下楼成为大部分人的选择，这样的懒行为非常不利于能量的消耗，所以当你感觉等电梯不耐烦时，不妨爬爬楼梯，这样可以让身体发热，加速身体的新陈代谢，消耗体内的热量和脂肪，同时还能锻炼腿部及臀部曲线。但爬楼梯要掌握正确的方法才能达到减肥塑身的效果。在爬楼梯的过程中，注意把全身的力量集中在腿部，每步可向上跨两三个台阶，如果时间允许，可以连续爬4~5层楼，然后放松双腿，下台阶回到刚才的起点，反复上下楼梯1个小时左右，刚开始腿部可能会有酸痛感，不用担心，坚持几天就会消失了。

√养成淋浴的习惯

可能每个人的洗澡方式不一样，有人喜欢泡澡、有人喜欢淋浴、有人喜欢SPA……对于正在减肥的朋友，建议选择淋浴的方式，最大程度地打开水龙头，让出水口离身体10~15厘米，把莲蓬头对准脂肪较多的部位，以冷热水交替的形式进行冲淋，冲淋后再对身体做一下按摩，减肥效果会更佳。如果没办法冷热水交替冲淋，可以将水温调得偏凉一些，以促使身体为了维持整体的人体温度不得不加快血液循环，从而帮助消耗体内的热量。

√养成每天睡午觉的习惯

春秋季节夜短昼长，气温开始升高，体能消耗大，容易有疲劳感，午睡能够帮助恢复体力、调节身心、恢复精神，但午睡时间不宜过长，以不超过半小时为宜，以免影响晚上的睡眠质量。午睡的姿势以平卧为佳，这样更有助于血液流通到消化器官、肝脏和大脑，增强胃肠消化和肝脏排毒功能，为大脑供给充足的氧气和养料，有利于恢复大脑功能，提神醒脑。注意午饭后不要立刻就开始午睡，可稍事活动后再躺下。午睡时不要躺在风口处，并用毛巾被盖在腹部上，以免着凉感冒。

牢记不该做的

✕ 失眠、熬夜

很多人发现每次熬夜后感觉自己瘦了一圈，于是便认为熬夜能够减肥，这是非常危险的认识，尤其是上班族，晚上熬夜到很晚，早晨8点必须起来去上班，久而久之人虽然瘦了，但人体生物钟却打乱了，不仅使体质变差，甚至还可能引发疾病。因此，建议大家最好能早睡早起，最好10点左右就开始休息，进入11点时，人体各器官就会进入修护排毒阶段，这样早晨起来就会感觉全身清爽。如果早晨再安排30分钟的瑜伽练习时间，不仅能够

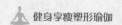

纠正生物钟，让身体脂肪代谢正常，而且还能保持塑身减肥。

✕ 尽量避免外食或吃盒饭

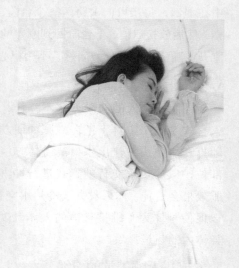

现在由于工作繁忙，应酬也比较多，很多女性没有时间自己烹饪食物，常常一日三餐都在外面解决，成为"外食族"。不过，外面餐馆的食物或盒饭过于油腻，口味也比较重，常添加很多化学调味料，容易诱发肥胖，因此建议女性朋友还是自己在家做饭比较好，如果不得已要在外就餐，应尽量挑选含糖质及脂质少的菜单，多点一些蔬菜、粗粮或蒸煮的食物。

✕ 不吃早餐

现在很多人晚上不睡，早上起不来，往往来不及吃早餐就匆匆赶去上班，故而养成不吃早餐或随便吃两口，或者边走边吃的习惯，这样不仅让人工作起来无精打采，而且还会对胃产生严重的损害，同时还会增大中午的进餐量，使身体更容易发胖。所以，建议早上早起半个小时，坐在餐桌前，细细品味一顿营养丰富的低卡路里早餐，比如一份嫩滑炒鸡蛋，或将鸡蛋和牛奶拌炒，搭配两片面包、两片西红柿。最好别吃油条、煎饼等油炸早餐。

✕ 长期静坐于电脑前

电脑现在成为生活、工作和学习中必不可少的工具，上班族每天都要长时间地面对电脑工作，甚至下了班，回到家中第一个动作就是开电脑，继续进行网上冲浪，这样长时间坐着，活动量减少，不利于脊椎和腿部的血液循环，还容易产生小肚腩，也容易产生疲惫感。因此，建议最好每2~3 个小时起身活动活动，可以改用小点儿的水杯，多走几次茶水间。

✕ 周末睡懒觉

忙碌了一周，终于到周末了，可以好好休息了，很多人会将睡懒觉作为休息的一种方式，一睡就是大半天，昏天暗地的，对身心健康和体形保持都非常不利。如果感觉很累，可以延长一两个小时再起床，但时间不可过长。清晨起床后可以先喝一大杯水，接着做 30 分钟的瑜伽运动，然后洗个热水澡，这一系列程序走完后，身体也就获得了排毒、消脂、代谢等洗礼。

✕ 饿肚子、不吃饭

很多人为了减肥宁愿饿着肚子、不吃饭，然而这样做非但没有降低体重，反而导致减肥失败，因为一旦连续挨饿，新陈代谢的速度就会跟着降低，体内热量的燃烧也会随之变少。另外，饿肚子、不吃饭，还容易出现失眠、头晕、乏力等不良反应，如果长期如此，甚至还可能发生低血糖、胃穿孔、厌食症等并发症，得不偿失，因此建议制订一个科学、营养丰富的饮食减肥计划，让它来帮你减掉赘肉，实现健康瘦身。

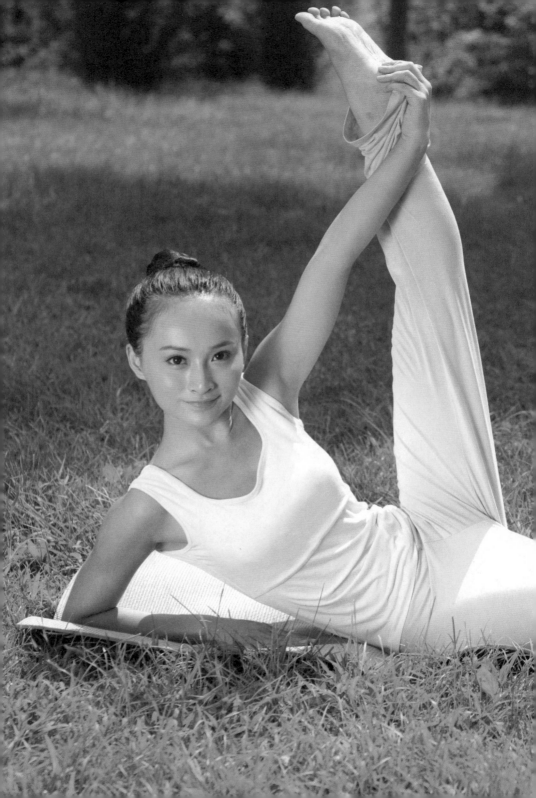

附录篇：

瑜伽保健

　　人们往往倾向于把自身的健康归咎于外部原因，而不是进行自我意识和生活方式方面的反省。其实，人的健康状况是受体内外多种因素共同影响的结果。当人体内部功能与外部环境不同步时，人的健康状况就会出问题。那么，如何使人体内部功能与外部环境协调同步呢？修习瑜伽就是一种极为有效的协调方式。

　　人们往往把瑜伽误解为一种单纯的锻炼方式，其实它也是一种非常有效的身心自我修复的方法。练习瑜伽可以使我们把握体内那些无法察觉的生命活动，从而有效地引导它回归到正常状态。事实上，如果你在身体不适或生理功能不协调的情况下练习它，效果会更加明显。

✻ 呼吸系统瑜伽保健方法

瑜伽哲学认为，呼吸是一个人精神状态最直接的写照，呼吸的节奏直接影响着我们的意识状态，不规律、不恰当的呼吸反映出一个人的精神涣散以及身心的不协调。

生理、精神以及情绪压力都会对我们的呼吸方式产生重要影响，不规则的呼吸是人体内部不良情绪如气愤或憎恨的一种体现，这些内在情绪会引起人体诸多生理功能紊乱。例如，哮喘和伴随抑制性呼吸的习惯性肌肉紧张，都反映了人体潜在的不协调性。

同样的，我们呼吸的方式反过来也会影响我们的身心健康。瑜伽练习的目的就是逐渐重塑我们的呼吸方式，从而保证我们呼吸系统的健康。

初级瑜伽保健——仰卧式

以下动作，适合瑜伽初学者和患病初愈者练习，这一系列动作的主要功能是扩展并打开胸腔，提升肺部功能，有助于防治呼吸不规律、哮喘、肺气肿和支气管炎等疾病。

动作分解：

1️⃣ 身体平躺，手臂置于体侧。练习腹式呼吸，收小腹。吸气，双臂举过头顶直至触到地面。呼气，同时放下手臂，抬右腿。

2️⃣ 呼气完毕时，右腿垂直抬起，体侧手掌下压。呼气，放右腿，双臂举过头顶，然后换左腿重复练习。

3️⃣ 呼气，抬头，双膝提至胸前，双手抱住胫骨。屏息，深呼气。吸气，把腿松开，头和肩回到席垫上，放松，重复3次。

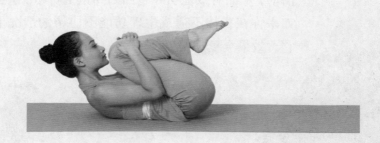

④ 仰卧，头和脚向右，臀部向左，身体拱成香蕉形。左臂弯于头顶，右手置于腹部，进行完整的吸气、呼气练习，体会肚脐的升降。扩张左肺呼吸 10 次，换右侧重复进行。

⑤ 身体仰卧，吸气，躯干上部抬起，双肘撑地，手掌在臀部两侧放平。胸部高高挺起，下颌朝天，向后缓慢低头。

⑥ 呼气，下颌向前收至胸口。吸气，脊柱上拱，下颌朝天。呼气，下颌回收至胸口。重复呼吸 5 次，然后以仰尸式平衡片刻以体会效果。

中级瑜伽保健——坐式

这一系列动作有助于增强生命之气和下行之气，对哮喘、肺气肿和支气管炎患者尤为有效。

动作分解：

① 平坐于地面，两腿伸直并拢，双臂置于身体两侧，这就是四肢支撑式，即棍棒式。脚弯曲，坐骨触地，胸骨上提，扩胸。吸气，双臂举过头顶。

② 呼气，同时胸骨向前倾斜，以髋关节为轴静坐前屈，即坐式体前屈式。肩部放松，远离双耳。继续向前弯曲，集中意念呼气。

③ 吸气，恢复坐姿，手心向下，手掌平放，置于臀部后面约30厘米处，指尖向前。肩膀转回原位，前腋上提。呼气，气入双手，脚趾向上指。

④ 吸气，抬臂，转为木板式，即前身伸展。依据自己的能力呼吸 5~10 次。

⑤ 膝盖弯曲，臀部抬起，下颌朝天。呼气，同时转成桌子式。双脚平行，臀部放低，回到席垫，反姿势慢慢转成祛风式。

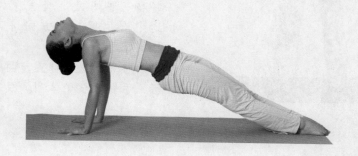

中级瑜伽保健——站式

这一系列动作包含4种运动姿态：向前弯曲、轻度向后伸展、侧曲（肺部交替伸展扩张），以及扭转。练习过程中如果出现头晕、头痛现象，前屈动作时间应稍长些，或者缓慢进行动作间的转换，特别是深度前屈时更应缓慢恢复。

站式动作富有动感，能激发身体能量，是练习其他姿势的基础。通过练习站式动作，我们可以逐步熟悉各部位的骨骼和肌肉，并学会利用意识使这些部位运动起来，变得更具有主动性。

动作分解：

1 两腿跨步叉开站立，脚趾稍微向外，双腿伸直呈马式。吸气，双臂高举，膝盖向外弯曲，手臂同时前拱，呈螺旋状向外斜线伸展，拇指在眼前划过时要特别注意一下。

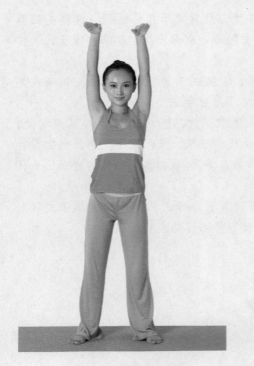

2 深呼气，从臀部和膝盖处向前弯曲，双臂反方向伸展，手掌向外，拇指朝上。两拇指相勾，收小腹以加深呼气，两段动作伴随吸呼重复5～10次。

3 恢复马式，手臂伸展于体侧。呼气，右臂弯过头顶，身体向左倾斜，左臂于腹下弯成圆形。倾斜肩膀，使右肩高于左肩，保持这一姿势坚持呼吸5次。吸气，恢复到中心位置。反方向练习，每侧练习2次。

4 两腿叉开伸直，两脚平行，手臂伸展于体侧。吸气，提胸,扩胸。呼气,以髋骨为轴,左手置于地上正前方,右手置于后背下部骶骨上。以右手控制髂骨,防止髂骨翘起(想象你可以在髂骨上平放了一个茶杯)。吸气,呼气,反向重复一次。

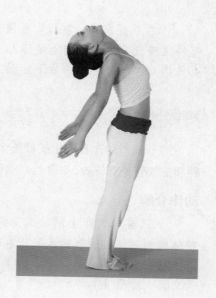

⑤ 两脚叉开,与臀同宽。手掌置于骨盆后部,肘向后指。吸气,提胸,下颌上扬,后仰,使背部稍微弯曲。收小腹腹壁,舌顶上腭以保护颈部。呼气,恢复到中心位置。深吸呼5次,如出现轻度头痛则停止练习。

高级瑜伽保健——坐式脊柱扭转式

坐式脊柱扭转式,除可以扩展肺部外,还可以锻炼人体躯干,包括胸腔。

动作分解:

① 静坐,脚心相对,双手合十呈祈祷式,双肘置于大腿上半部,深呼吸10次。

② 左腿抬起置于右膝上,左脚置于右腿的大腿外侧,平放在地上,脚趾向前,左膝弯曲直指上方。右手放在左膝上,向左轻轻扭动躯干,胸廓上提并伸展。头左转,眼观左肩上方。自由深呼吸,不要绷劲儿,扭转并伸展脊柱,坚持呼吸8~20次,气聚左肺。

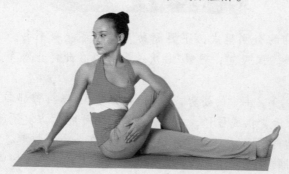

3 右手握左脚，左腿向外伸直，左臂反向伸展，使胸廓完全展开。坚持深呼吸 8 次。反向重复练习，形成祛风式或蜷缩呈宇宙蛋状，恢复身体的对称。肩胛骨向后下方沉，肩膀远离双耳，放松。

高级瑜伽保健——从金刚坐到下犬式

这一系列动作有助于扩展整个胸腔，促进深呼吸，对治疗哮喘、肺气肿和支气管炎有特效，举臂后弯动作能通过促进深吸气从而增加体内能量。

动作分解：

1 以雷电式即金刚坐式坐好，臀部放在两脚脚心之间，脚跟顶住臀部两侧。膝盖脆弱的人可以在臀下放一块瑜伽枕。胸骨提起，后背挺直，双手置于膝盖上，掌心向下。吸气，双臂举过头顶，手心向上，手指交叉，呼吸 10 次。

2 手掌在身后平放于地面上，指尖向前，身体后仰。下颌向上抬起，深呼吸 8 次，前胸从身体的两侧向外扩展。

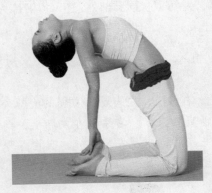

3 呈后仰的金刚坐式，不要绷劲儿，尽可能躺下去，保持膝盖着地且双膝并拢。深吸气，呼吸 30 次（也可以在此停止练习，这时反姿势为婴儿式）。

4 回复到第 2 步中的姿势，提臀变为骆驼式。保持臀部向前，深吸气，提胸。呼气，后背拱成弓形，左手握左踝，右手指后方。颈部不要弯曲，保持这一姿势呼吸 8 次。可能的话，右手臂在头上方拱起，伸展右侧身体。吸气，回到直跪式。呼气，呈婴儿式或下犬式。换另一侧重复练习。

✳ 神经内分泌系统瑜伽保健方法

神经系统包含复杂的神经元网络，这些神经元可以把人体接收的外部信息传递到中枢神经系统。各种信息在中枢神经系统中进行加工并储存，然后再由中枢神经将信息传递到相应的器官，进而影响人的行为。

不恰当地刺激交感神经系统（如工作压力及与经济、情感有关的焦虑等）会对我们的生理造成极大的负面影响。这时候，我们可以通过瑜伽练习来刺激副交感神经，从而减小压力，使神经系统恢复平静。

此外，与内分泌系统密切相关的甲状腺素如果分泌过盛，就会引起神经系统兴奋，机体代谢亢奋（多表现为激动、易怒、紧张、多虑、失眠等）；相反，如果甲状腺素分泌过少，则会出现嗜睡、食欲减低、肥胖等健康问题。瑜伽调息法，特别是屏息时的收束、挤压以及长呼气，则非常有益于内分泌系统的抑制和修复。

初级瑜伽保健——婴儿式

这一复原动作可用于难度更大的动作序列之间的恢复性停顿。婴儿式还是向后弯曲的一个重要的反姿势，有助于缓解压力和疲劳，能促进自身内在的融合，还能减轻下背和颈部疼痛。

动作分解：

1 双膝跪地，坐于脚后跟上，两个大脚趾并拢。呼气，把上身置于大腿上，前额置于前方地上。双臂置于体侧，双手贴脚，手心向上，放松肩膀。

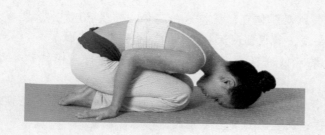

2 肩胛骨分开，身体轻轻向前弯曲，保持这一姿势直到内心感到平静并且呼吸平稳顺畅，然后慢慢起身恢复跪姿。

初级瑜伽保健——婴儿起式

如果因为体力和平衡能力而不能支持完全的头倒立式，可以练习婴儿起式作为一个热身动作。这种方法与全倒立式的作用完全相同，能以富氧的血液沐浴上身。

动作分解：

1 跪于垫前，肘部弯曲，双手抱头顶、手指交叉，把头置于垫子上（这是全倒立式的准备动作）。

2 吸气，躯干提起，在头上方保持平衡。呼吸，意想颈部周围的空间。双手紧扣后背，手臂垂直向上移动。

3 复位到婴儿式，双臂收回于体侧，体会呼吸。

中级瑜伽保健——王者式

王者式的倒立与顶轮相连，能为神经内分泌系统提供能量。如果你觉得练习全部倒立式比较困难，可以保持在第1步的姿势（婴儿起式）。

动作分解：

1 跪于垫前，屈肘，双手抱头顶，手指互相交叉，使前臂呈三角形。把头置于垫子上，双手抱头后部。

2 颈部伸长，肩从耳边提起。两腿伸直，脚尖前移，靠近身体。

3 吸气，屈膝，提腿，这时骨盆位于肩膀上方，小心地使骨盆处于平衡状态。

4 吸气，双腿伸直，保持这一姿势，呼吸30次，想象一朵紫色的莲花开于头顶，其根部深深扎进体内，布满整个身体。

5 如果可以的话，双腿放下，与地面平行，保持这一姿势呼吸3~10次。

6 呼气，同时通过使用收束法来控制双脚，缓慢地把脚放下，和第2步一样，反姿势回复呈婴儿式，休息，恢复。

高级瑜伽保健——气轮式调息法

以下练习的主要目的是从下到上增强各个部位的气轮，以刺激脊柱神经，净化身体。从根底（脊柱底部）开始，逐层向上练习是很重要的。在这个过程中，要把灵气植根于生命的泥土里，就如同莲花把根深深扎于泥潭中一样。

气轮呼吸冥想

以一种舒适的冥想姿势如简易坐式、至善坐式或莲花坐式坐定，练习喉呼吸法。意守脊柱底部，把脊柱想象为莲花茎部。呼吸，气入脊柱顶部（向脊柱顶部运行），想象一朵鲜艳的花朵慢慢形成，在花茎周围有美丽的枝叶。叶子上满是微小的如同珍珠般的露珠，轻轻摇动，露珠便散落成更小的水珠，体会气轮的颜色以及其象征。把气轮融入自己的身体，在意念中描绘气轮清晰的形状，使自己与它形成共鸣。分别意守每个气轮，自己体会各元素的特点、能量以及情绪意念。

7 个气轮——

根轮：位于会阴和子宫颈处，想象为一朵有 4 片花瓣的深红色莲花。它象征着泥土。

腹轮：位于脊柱根部末端，想象为一朵有 6 个花瓣的朱红莲花，它象征着屈服。

脐轮：位于肚脐后面，想象为一朵有 10 个花瓣的黄色莲花，它象征着连接。

心轮：位于心脏后面，想象为一朵有 12 个花瓣的绿色莲花，它象征着视觉。

喉轮：位于咽喉后面，想象为一朵有 16 个花瓣的蓝色莲花，它象征着感觉。

额轮：位于眉心后面，想象为一朵有 2 个灰色花瓣的烟灰色莲花，它象征着直觉。

顶轮：位于头顶，想象为一朵鲜艳的紫罗兰色莲花，散射出千片花瓣，它象征着灵性。

动作分解：

1 两脚叉开，与臀同宽，身体深深下蹲，屏住呼吸 10 次，双手呈合十做祈祷势，提胸。

2 吸气，双手竖直举起，手心相对。臀部展开，伸展小腹和腹股沟。脚尖踮起，呈踩球状，身体保持平衡。呼吸，气沉骨盆区 10 次，同时想象眼前出现了一片海洋。

3 吸气，两腿并拢，起身屈膝呈幻椅式。把双腿内侧挤到一起，双臂向前划过。保持膝盖前屈，脚跟着地，固定尾骨的位置。

4 沿腰侧和躯干起身，伸展腹腔，呼吸 10 次，同时想象太阳高挂头顶，太阳象征腹腔神经丛的消化之火。

5 吸气，双手合十护于心脏处。呼气，向右扭转，使左上臂定于右大腿外侧。眼观上方，双肘分开，右肘向上指天。如果颈部出现任何不适的话，可向下看。

6 吸气，双臂垂直展开，扩胸，体会右手向上、左手向下的伸展。呼吸 10 次，想象双手在做按摩肺部的动作。反方向重复第 5 步和第 6 步。如果想缩短练习时间，可在此以山式停止，缓慢呼吸。

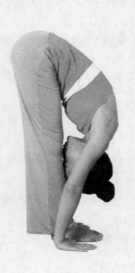

7 呼气，前屈，脚掌与手掌平放于地面，通过拉伸腿筋和后背下部来延长动作时间。每次呼气时膝盖前屈，大腿贴于小腹挤压，使小腹凹进。

8 手向前移，移步呈下犬式。脚趾着地，双腿拉伸，提臀朝天，确保头部置于两臂之间，脚跟落地，膝盖不要过于僵硬。

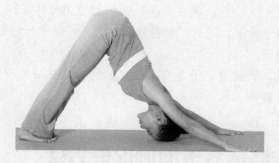

9 以下犬式开始，进入骆驼式。双膝跪地，臀部提起，双手撑住后背下部，手指向下，手向下压，在腰椎周围留出空隙。肘尽可能向后推，眼向前看，提胸，吸气。

10 吸气，提胸，臀部保持向前挺。呼气，双手置于踝骨上，脊椎固定成骆驼式。头向后上方仰，不要张口，牙齿稍微分离，以肩膀为垫保护颈部。想象一条彩虹拱于脊柱之中，呼吸10次。

11 改进步骤：如果你觉得第10步中的骆驼式太难，就从第9步转成英雄式，后仰于脚跟上，双手置于身后，肘轻微弯曲。

12 向前折叠成反姿势，以婴儿式复位，深呼吸10次。腹部紧贴大腿，体会腹部的升降，肩膀如石头般下沉，呼吸时气沉肺的后部。

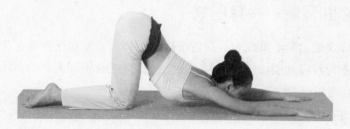

13 双臂于身前伸展，上身展开。深呼吸，气沉侧肋，想象肺部、头部和心脏得到净化。如果你想缩短练习时间，可在此以婴儿式停止。

14 转成牛面式。以跪式坐定，挺直脊柱，双手平静地置于大腿上。抬右臂，向上指天，左臂向下指地，体会两臂形成的对角线的拉力，扩胸。

15 屈肘，双手于背后紧握，十指相勾。保持这一姿势呼吸5~10次，然后放开。拉伸颈部，慢慢固定尾骨，稳定骨盆，意守呼吸。

16 抬左臂向上指天,放右臂向下指地。反方向重复第14步和第15步。

17 平躺于地上,屈背,准备进入桥式。平躺于地,膝盖拱起,双手置于身体两侧。

18 吸气,提盆骨,下身向上抬起,保持这一姿势呼吸10次。身体放下,重复练习。反姿势见祛风式。

✳ 血液循环系统瑜伽保健方法

血液循环系统是人体的传输系统,血管与心脏一起形成一个封闭的管状网络,血液循环的主要作用就是把氧气和营养输送到身体的几百万个细胞中,并清除细胞内的废物。

不良生活方式和情绪压力是影响血液循环系统健康的重要因素,压力管理对维护心脏健康至关重要。瑜伽的作用就是通过心理重建,从而抵制情绪压力对血液循环系统的损害。

试着按本章列出的瑜伽动作,每天早晚练习40分钟左右,之后进行瑜伽调息,这样就能让人深度放松,从而消除焦虑和压力对血液循环系统的损害。

初级瑜伽保健——拜日式

拜日式能刺激心脏收缩、促进身体的循环,是使血压恢复正常、改善协调功能与呼吸功能极佳的练习方法。拜日式适合不同人群的需求,所以每个人都可以练习。

动作分解:

1 以山式站立,双脚并拢,脊柱挺直,充分深呼吸,呼气,双手呈祈祷式(印度合十礼)。

2 吸气,双臂举过头顶,伸展脊柱,仰头向上看,展开双臂,沿胸部向外扩展。

3 呼气,向前半弯身体,脊柱与地面保持平行。

4 充分呼气,身体完全弯曲,手掌于双脚两侧平放在地上,如果后背或脚筋感到绷得很紧,可以弯曲膝盖。

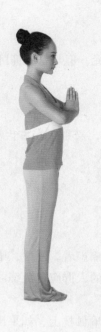

⑤ 吸气，左腿向后伸，左膝贴地。仰望，双手分别放在腿两侧，指尖触地。

⑥ 呼气，手掌压地，双腿向后伸，呈下犬式，臀部朝天翘起。

⑦ 呼气，双膝触地，胸部缓慢向下放于两手之间，下颌或额头置于地上。

⑧ 吸气，身体向上、向前滑行，脊柱拱成眼镜蛇式。腹部伸展，胸部扩张，仰望，同时双腿仍置于地上（手掌于身前平放，手指叉开呈海星状）。

⑨ 呼气，臀部翘起，呈下犬式，头向下置于双臂之间，后脚跟着地。

⑩ 吸气，左脚向前，置于两手之前，右膝置于地上，头向上仰。

⑪ 双臂向上划过，头随双臂向上抬起，直到双手合十，双手向上指。

⑫ 呼气，右脚上前，身体折成站立前屈式，头碰膝盖。

⑬ 吸气，上半身尽力向上伸展，双臂向上伸展过头顶。头向上仰，伸展脊柱。

⑭ 双臂划向身体外侧，扩展胸部。

⑮ 呼气，手臂放松，收回呈祈祷式——印度合十礼。

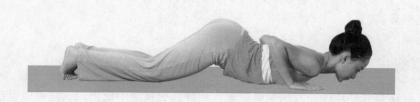

中级瑜伽保健——仰卧动作系列

此仰卧动作系列也适用于心脏病和中风的复元，但与基本仰卧动作序列稍有不同，它可以逐渐改善人体的血液循环。

动作分解：

1 重复基本仰卧动作系列第 1~3 步，吸气，双手扶在右大腿后侧，右腿试着朝上伸直。

2 吸气，伸右脚，脚尖上指，重复练习 5 次。

高级瑜伽保健——仰卧动作系列

此仰卧动作系列适于不严重的高血压和心绞痛患者。不过，中重度高血压患者或近期正处于心脏病或中风的恢复阶段的人群应避免练习这一系列动作。

如果头部血压升高或感到不适，可将头枕在瑜伽枕上，如果出现胸口疼痛或呼吸困难的状况，立即停止练习。

腿部的挤压会增加腹部压力，促进腹部静脉血的回流。双腿轮流向上举以及伸缩脚踝的动作能刺激小腿肌的力量，向挤压下肢的静脉血管，这对治疗静脉曲张非常有益。

动作分解：

1 以仰尸式躺好，体会呼吸。呈半仰卧式，膝盖弯曲，双脚叉开与臀同宽，双臂置于体侧，手心向下，放松，以腹式呼吸法吸气。

2 吸气，双臂抬起，置于头顶上方。

3 呼气。双手向下伸，置于身体侧面，同时提升骨盆。

4 吸气，将臀部放下，双手举过头顶，如此重复 5 次，以半仰卧式躺好。

高级瑜伽保健——犁式

在犁式动作中，双腿轮流抬起，使静脉血从腿中流出，这样可以促使血液流回到心脏而又不使心脏超负荷。比较容易且缓和一点的方法是，在整个练习中保持膝盖弯曲，以双手支撑后背下部，不要绷劲儿，双腿缓慢提起。

动作分解：

1 平躺于垫子上，使肩膀和后背上部略高于头以保持颈部的自然曲线。吸气，双腿抬起。呼气，双腿缓慢越过头顶，呈犁式。双手支撑后背，使肩肘成一条线，或者伸展双臂，紧握双手，也可以找一个助手帮你把手臂直立于肩膀上方，使肩臂呈一条线。

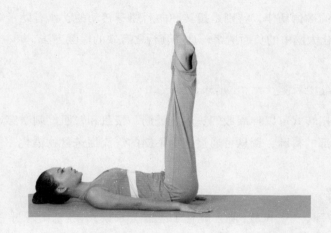

2 吸气，脊柱伸直，胸部扩展。双腿伸直，脚趾压于垫子上，耻骨提起，离开胸骨，并伸展阴腹。

3 改进动作：或双脚向下，放在一张椅子上，呈犁式。双手支撑后背下部，或者于身后紧握。这一变化可以减小后背的压力，确保颈部、下颌放松。

4 吸气，提起左腿呈垂直式。呼气，回复到犁式。换右腿重复进行，交替重复3次。

5 缓慢放松身体，双膝弯曲碰头。

6 双手抱膝置于胸部呈祛风式，放松，自然呼吸。

消化系统瑜伽保健方法

现代人生活工作的节奏越来越快，高强度的工作压力让身体能量不得不集中供应给大脑和心脏，如此一来内脏器官得到的呵护就大大减少。

此外，不良的情绪如紧张、焦虑、挫折感等，也给消化系统带来了诸多负面的刺激，久而久之消化系统功能失调在所难免。

瑜伽练习讲究一张一弛，张弛有度，既有耐力和力量的挑战，又有舒展和放松的练习，因此，长期坚持瑜伽练习可以有效地改善整个消化系统的功能。

以下的瑜伽动作，特别是扭转和向后屈身转动的动作有助于舒缓身体压力、净化大脑中的负面情绪，是一套行之有效的保健方法。

初级瑜伽保健——蝴蝶扭转式

蝴蝶扭转式可以伸展股四头肌、腿筋、腰肌和臂肌，刺激穿过身体中心直通腹部的胃脉，调息可通过连绵不断的气流促进食物消化，保护肠胃功能。

动作分解：

1 仰卧，双手抱膝，使大腿置于腹部呈祛风式，挤压时深呼气。吸气，腿放下，同时放松肩部，重复呼吸10次，长呼气以排毒。

2 膝盖弯曲，如同双翼般展开，作蝴蝶式。脚底并拢，双臂向两侧伸展。自由呼吸，保持胸部舒张。呼气，收缩肺部，同时收腹、收束会阴。

3 吸气，上侧腿伸直，以右手握左脚（或腿）。这会加强扭转的挤压作用，伸展腿的后部和同侧的臀部，保持这一姿势呼吸5次。

4 吸气，提左膝。呼气，把弯曲的左膝置于右膝上，呈仰卧扭转式。脸向左，肩膀着地，胸部展开，双臂向外伸展，保持这一姿势呼吸5次。进一步扭转，使双膝靠近右肘。

5 高级姿势：双脚固定，呼吸5次。吸气，左手握住另一只脚，这样回复到蝴蝶式（第2步），呼气，放松，换另一侧重复第3步和第4步。

中级瑜伽保健——从猫式到英雄式

这一系列动作包括从猫式到扭转的眼镜蛇式，再到典型的英雄式。这些动作尤其适合中级练习者学习，它可以减轻炎症性肠病、轻微的憩室炎和消化不良等症状。如果背部、膝盖或踝骨有严重的问题，应避免做眼镜蛇式和英雄式中的扭转动作。

动作分解：

1️⃣ 以桌面式起势，四肢着地，确保双手垂直位于肩膀下方，膝盖位于臀部下方。手掌压地，手指张开。吸气，脊柱下沉，呈眼镜蛇状，伸展腹部、胸部和咽喉，头向上仰，尾骨尽可能向上提，但颈部不能弯曲。

2️⃣ 呼气，脊柱尽可能拱起，下颌缩向胸部，尾骨向下收缩呈猫式。腹部收缩，凹成收腹收束式。放松，重复第 1 步和第 2 步 5 次。最后，脊柱下沉，练习狮子式，眼睛向上观眉心（参照凝视眉心契合法），练习 3 种收束法。坚持片刻，然后放松和呼吸，再次下沉脊柱。反姿势呈伸展的婴儿式，呼吸，气沉腹部。

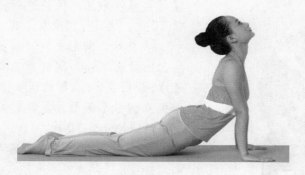

3️⃣ 吸气，呈眼镜蛇式。如果后背出现任何不适，双手再往前放一些。肩胛骨向下拉，坚持呼吸 5 次的时间，保持左右对称。然后，双肘放到地上，前臂于身前保持平行，呼吸 10 次。双臂提起，双手着地作眼镜蛇式，膝盖弯曲，成垂直式，将头扭向一侧，呼气。吸气，回复到中心位置。呼气，头转向另一侧重复 1 次，练习 5 次，反姿势呈下犬式或婴儿式。

4️⃣ 以英雄式（金刚坐式）坐好，转成下跪式，臀部坐于两小腿之间，脚后跟指向大腿两侧。双臂举过头顶，双手交叉，掌心向上。脊柱挺直，以微妙的收腹收束法伸展整个腹腔，呼吸 20 次，脚尖伸展并保持不动。

⑤呼气，上身贴近地面，呈卧英雄式。首先要向后仰于手上，然后仰于前臂上，逐渐使全身后仰躺下，必要的话膝盖稍微抬起，但不要让双膝间的宽度宽于臀部，这会使臀部和后下背紧张。保持这一姿势，坚持呼吸 10 次，起身呈英雄式结束这一动作。

高级瑜伽保健——扭转动作系列

这一系列动作适合所有消化系统功能不太健全的人群。如果你觉得这些动作要求太高，可以把两个扭转动作分开来练，第 1 步和第 3 步每步做 3 次。为了进行更具挑战性的练习，请以 5 轮拜日式或者以原螺旋形开始。

动作分解：

❶双脚并拢，抬起呈圆球状，身体蹲于脚上，面部向前，脊柱挺直。吸气，提胸，伸腹。呼气，上半身向右转，十指触地，下巴向右转，越远越好。也可以右手手掌置于后背下部，肘放在身后并向外指，以双手

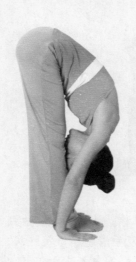

为杠杆加强扭转幅度。在蹲坐扭转式中练习收腹收束法，保持这一姿势坚持呼吸 10 次。换另一侧重复 1 遍。

❷呈站立前屈式，双脚固定不动。头部向地面弯曲，同时弯曲双臂。脚跟着地，放松后背，必要的话膝盖可以弯曲。上提双脚弓形圆骨，呈跃起式，保持这一姿势坚持呼吸 10 次。

❸从前屈式向扭体侧展式转换。左腿向后滑动，右膝弯曲，呈跃进式。呼气，上半身向右转，左肘置于右大腿外侧。手掌合十，双肘弯曲，分别向外伸展。左上臂置于右大腿外侧，右肘向上指。伸展头颈，肩胛骨向下拉伸，眼睛从右肩向上看。呼吸 10 次。吸气，回复到站立前屈式，换另一侧重复 1 遍。

❹双膝叉开跪下，双手外侧边缘并拢，两个拇指向外指向相反的方向，手指尽可能叉开。手指转而指向体后，双手置于两膝之间，臂肘向腹部弯曲。前额置于垫子上，臀部抬起，向前倾斜，双手、眉心、膝

和脚趾之间保持平衡。

5️⃣ 膝盖逐渐向后伸展，呈孔雀式。眼睛看地面，臂肘向身体内侧弯曲，保持这一姿势坚持呼吸 5 次。双腿于体后伸直，使身体呈一条直线，保持平衡并呼吸。

6️⃣ 放松呈反姿势，即伸展的婴儿式，腹部伸展，压于大腿上，保持这一姿势坚持呼吸 10~20 次。

7️⃣ 右腿向前滑动。双手置于膝盖旁边，手掌放平，后脚脚趾在下面跷起，右膝指向前方，右脚脚跟蜷进耻骨左侧。后腿伸直，脚趾在下面跷起可以加强这一动作的作用。胸部和头部抬起，肩胛骨向下压，像天鹅一样伸展颈部，眼睛向上看，保持这一姿势坚持呼吸 5 次，换另一侧重复 1 遍。

8️⃣ 把这一动作与下犬式联系起来。后腿向前滑动，休息一下。膝盖弯曲，蜷成宇宙蛋状。双臂抱住胫骨，坐骨平衡，保持这一姿势坚持呼吸 5~10 次。体会呼气，重点练习会阴收束法和收腹收束法以增强生命之气和下行之气。

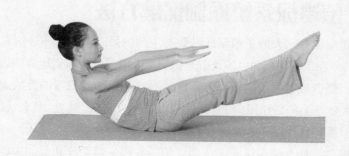

9️⃣ 转成船式。吸气，胸骨向上提起，伸展脊柱，身体后仰。呼气，锁骨放宽，腋窝前部提起，双手向脚的方向伸展。拉伸双腿使身体形成一个 "V" 形。如果这种动作太难，就弯曲膝盖，胫骨与地面平行呈半船式，保持这一姿势呼吸 5~10 次。

🔟 蛋式和船式（第 8 步和第 9 步）交替练习 3~5 次，吸气时呈船式，呼气时呈宇宙蛋式。

益处与效果

蹲式可以减少通往腿部的血流量，增强腹部的循环，为腹部器官输送氧气，促进废物排泄。

蹲式、扭转式与收腹收束法结合练习可以挤压体内器官，使膈肌像降落伞一样下沉，有节奏地按摩这些器官。

幅度较大的站立前屈式和下犬式都向前弯曲，可促使静脉血从腹部器官排出并且净化大脑。

如第 7 步中所示，不对称的臀部伸展式可以为与向后伸展的腿同侧的结肠增加能量，消除紧张或滞塞。

宇宙蛋式能强化下行之气，使身体放松，并具有排毒的功效。

船式通过吸腹壁、骨盆横膈和呼吸膈肌从而挤压腹部器官，巩固身体核心的元气。

✳ 生殖泌尿系统瑜伽保健方法

瑜伽哲学认为，人的生殖泌尿系统与生命的第二个气轮——腹轮（人的"真知"所在）密切相关，涉及下意识期望的满足，性和创造力的表达。由于内疚、恐惧或下意识期望得不到满足，这些压抑的或习惯性的固定特点就会对人体产生抑制作用。将复元性瑜伽动作与调息、冥想、契合法结合，对生殖泌尿系统具有很好的保健效果。

练习瑜伽可使生殖系统充满活力，预防各种生殖系统功能的失调。特别是对女性，瑜伽中的蹲式、狮子式等体位都具有促进子宫血液循环、平衡子宫代谢、提高机能、保护卵巢、强壮子宫的保健功能。长期练习，可刺激脑下垂体，还能够按摩、调整脊柱、活化生殖系统神经，从而纠正子宫下垂、移位等问题。蝗虫式、眼镜蛇式、弓式等体位，通过对脊椎神经的调整，可以改善女性月经紊乱等问题。

初级瑜伽保健——提肛契合法

该方法通过收缩肛门括约肌，有节奏地挤压骨盆器官，进而改变通往这一部位的血流量，从而达滋养、净化、保健盆腔的效果。这一练习尤其适于女性分娩前后的护理，也有利于男性前列腺疾病的康复，需要注意的是，高血压、痔疮或肛瘘患者不要做此练习。

动作分解：

1 以半仰卧式躺好，膝盖抬起，手臂于体侧向外伸出。练习整套喉呼吸法，呼气，开始准备练习收腹收束法和会阴收束法。

2 吸气，双脚、双臂置于地上，骨盆向上提起呈桥式，脊柱离地。保持膝盖与双脚平行，膝盖位于脚跟上方，远离臀部，与脚趾呈一条直线。慢慢收缩和舒展肛门，就好像要抑制大肠的活动，重复 10 次，每次收缩时需持续数秒钟。

3 呼气，放松，骨盆向下放回到地上，结束这一姿势，有节奏地重复每个动作，练习 10 次。

4 高级动作：收缩括约肌时屏住呼吸（悬息），重复练习这一系列动作 25 次。

初级瑜伽保健——坐式契合法

这种盆底括约肌练习有助于加强盆底的各种肌力，刺激整个盆底，对预防和矫正尿失禁以及前列腺问题有帮助，而且在怀孕和分娩后都可练习。

动作分解：

1 双腿伸展，坐好，左右腿交叉，使左脚背压住右腿的大腿内侧。这就是至善坐式，是契合法和调息法的最佳坐姿。此时，你会感觉身体如同固定在地上一样，意念下行，体会骨盆的 4 个骨关节：耻骨、尾骨和两块坐骨。

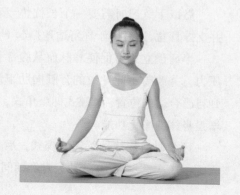

2 意守根轮。脊柱挺直，双手放在膝盖上。意守盆底，快而有节奏地练习提肛，重复 10 次；然后将意念转入会阴，进行会阴收束法的练习，重复 10 次收缩会阴的动作；接着，意守盆底生殖泌尿肌，重复 10 次收缩的动作。

3 重复这一系列动作，配合呼吸进行：吸气，收缩，屏息上提；呼气，放松，每个部位重复 5 次。

4 结束时放松，意守觉性空间，即微闭的双眼前面的精神空间，分别回想每种不同的感觉。

中级瑜伽保健——蜥蜴契合法

这一练习对解决与骨盆相关的健康问题大有帮助，包括前列腺问题、男女不孕不育以及月经不调。

动作分解：

1 双膝跪下，呈蜥蜴式。臀部上提，前倾，双膝叉开与臀同宽，胸部下沉，下巴向地面移动，脚趾向下踮起。双臂置于体前，手掌平放于地上呈温和的背部弯曲伸展式，躯干伸展。

2 练习会阴收束法，意守会阴，呼吸时缓慢挤压盆底肌，练习 10 次。

3 回复到坐式，意守生殖泌尿肌，就好像要抑制排尿一样，收缩 10 次。

中级瑜伽保健——从半肩倒立支撑式到蝴蝶式

做以下练习时需要一个长枕垫或者一两个结实的瑜伽枕，靠墙壁提起并支撑骨盆，这有助于你舒适地提起下半身，保持倒立的姿势坚持一段时间。

半肩倒立式可促使静脉血从腹部骨盆器官中流出，减少重力对肾脏的压力，并改善由此导致的肾脏向肋下倾斜的状况，还可以使子宫在盆腔找到自己合适的位置。蝴蝶式即束角式，可以刺激卵巢、前列腺、膀胱和肾脏，增强身体的净化功能。

怀孕时有规律地练习蝴蝶式，后期可以使分娩更加轻松，可能的话每天练习 3 次，每次 10 分钟。月经期间不要练习倒立式。

动作分解：

1 将长枕垫放在墙边。身体躺下，骨盆置于枕垫上，双腿搭在墙壁上，呈半肩倒立支撑式。双腿并拢，双手置于腹部，手心向下。练习整套瑜伽呼吸法，气沉肚脐中央，保持这一姿势5~10分钟。只要感觉舒适，时间越长越好。

2 呼气，膝盖弯曲，脚跟指向骨盆，两个膝盖分别向身体两侧放下，呈蝴蝶式，脚心并在一起，膝盖向墙壁靠拢，坚持1~3分钟，意守肚脐中央。

高级瑜伽保健——坐式动作系列

坐式扭转，即身躯转动式，能活动脊柱、按摩腹部器官。在这一系列动作中，臀部伸展与扭转结合，能强化小腹和泌尿生殖器官的功能。单腿坐式体前屈式，通过极度伸展背部肌肉为肾脏提供空间。同时，它也可以伸展脊柱、肩膀、腿筋和腹股沟。臂部伸展扭转动作能强化骨盆中的器官。为避免突然跌倒，在整个扭转系列动作中重心需向坐骨前移动，并保持骨盆后部不动。

动作分解：

1 以坐式四肢支撑式坐好，双腿于体前伸直。吸气，双腿叉开，大腿向外侧伸，膝盖指正上方，双脚弯曲（坐角式）。双手置于膝盖下方，双腿尽量叉开，从臀部腿根处伸展，向前伸展时拉伸后背。保持这一姿势呼吸10次，每次吸气时上提会阴，扩展腹部和胸部，同时上半身提起，双手向上举，呼气时折成前屈式，坚持呼吸10次。

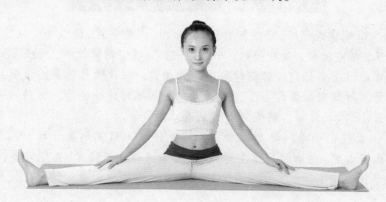

② 吸气，回复到坐式四肢支撑式。右膝弯曲，右脚跟指向腹股沟，左膝在上，准备第3步（单腿坐式体前屈式，头碰膝式）。吸气，提胸，躯干向两侧伸展。呼气，双手触摸左脚脚趾。保持这一姿势，呼吸20次。

③ 吸气，回复到坐式。上半身扭转使身体左侧与左腿成一个垂直面。呼气，躯干在左腿上方侧拱，右肩向后收。右臂在头顶上方曲臂伸展，头部同时移动，眼观举起的右手。左手向左脚踝滑动，右侧坐骨固定不动，这样骨盆不会向一侧下沉。保持这一姿势，呼吸10次或更多。回复到直视右腿上方的姿势，呼吸10次或更多，每次呼气时提升并挤压肾脏右侧。

④ 双膝弯曲，置于胸前，呈宇宙蛋状。双手抱住小腿，脚跟着地，以坐骨为平衡点，练习呼吸直到感觉已经恢复且放松。这是一种放松式，可以在两组难度较大的动作之间进行，以缓和后背下部和肾脏部位，右腿伸展，重复第1~4步。

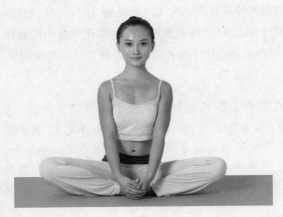

⑤ 以蝴蝶式坐好，脊柱挺直，膝盖弯曲，双脚并拢。以喉呼吸法吸气，深呼气，排空肺部。盆底提起，小腹内凹，下颌向胸部收缩，呼吸10次。肘部弯曲，上半身向脚部前倾呈向前弯曲式。每次吸气时肾脏上提，气沉两肾。肘部向膝盖处下压，以谦逊式深入练习这一姿势，保持这一姿势呼吸10次。放松，转向第6步的高级动作。

⑥ 吸气，小心回复到蝴蝶式，后背伸直（回复到第5步）。左腿小腿向后盘起，左脚跟触碰左臀外侧，呈坐式脊柱扭转式（身躯转动式），两块坐骨保持不动。左手放在右腿大腿上，右手置于身后地面上，躯干

向右侧扭转。吸气，伸展时肾脏上提，呼气时身体扭转，重复呼吸10次。回复到蝴蝶式，换另一侧重复第5~6步。

7 高级动作：从第5步开始，左手握右脚踝，右腿抬起，伸于体前并笔直向外伸展。上半身反方向扭转，右臂于体后伸展，眼观右手，左腿盘于身体下面。保持这一姿势呼吸10次，然后放松，换另一侧重复1遍。

运动系统瑜伽保健方法

运动系统由骨、骨连结和骨骼肌三种器官组成，其中脊柱是运动系统的核心部件。许多瑜伽体式包含了脊柱各个方向的运动，如扭转、前弯后仰、左右侧展等，如此就能很好地梳理脊柱，并强化支撑脊柱的肌肉，使我们保持健康和年轻的状态。

需要注意的是，只有正确的瑜伽体式才能达到强化脊柱和肌肉的目的，这点非常重要。不正确的，或急功近利的练习，都会造成脊柱变形。比如，半莲花加强背部前曲伸展坐式，加强侧伸展式等单侧前曲姿势，如果髋部位置不正确，都容易造成脊柱侧弯。而眼镜蛇式、鸽王式等向后伸展的姿势，如果急功近利地想做得完美而超过身体本身的柔软度，则会造成第三、四、五节腰椎的前凸。如果脊柱侧弯并加上腰椎前凸，更可能导致骨盆倾斜，引发更多的身体问题，如骨刺增生，颈、胸、腰活动不灵活甚至疼痛等。

本章的瑜伽动作序列是专门挑选出来用于减轻背部不适或疼痛的，练习这些动作时，也可以针对不适点与内视调息法相结合，这样做通常能够收到立竿见影的效果。

初级瑜伽保健——背部加强动作系列

背部加强系列瑜伽动作舒缓，初学者逐渐地练习拜日式可以增强脊柱的柔韧性。第1~3步适于所有水平的练习者，中级练习者则可以练习所有动作。早晨起床时，重复练习这一系列动作有助于缓解脊柱及其周围肌肉的僵硬状态，促进身心的协调，使你一整天精力充沛。如果出现任何疼痛现象，请以婴儿式休息并调息。

动作分解：

1 以婴儿式坐好，臀部置于脚跟上。双臂于体前伸展，手掌平放在地上，伸展上半身，拉伸腹部，下背和腹部放松。练习腹式呼吸法，呼吸 10 次。

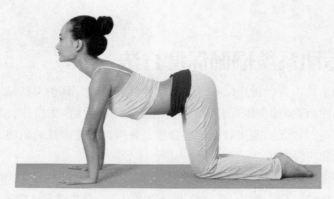

2 吸气，四肢着地，呈桌面式起身。双手位于肩膀下方，膝盖位于臀部下方，手掌向下压。吸气，脊柱下沉，头往上抬，伸展腹部、胸部和咽喉。尾骨尽量向上提，越高越好。呼气，脊柱拱起。尾骨向下探，下颌向胸部收，肩胛骨向两侧伸展。运用 3 种收束法，配合呼吸重复这两个动作，练习 10~20 次，直到后背柔韧、心情平和。

3 双手继续向前放。吸气，胸部前移至双臂之间，呈简化的木板式，身体上提，使膝盖和头之间呈一条直线。眼向前看，体会下背是否有不适之处。呼气，背部放松，脊柱反姿势呈伸展的婴儿式（见第 1 步），保持这一姿势呼吸 10 次。重复第 1~3 步 3~5 次，这一伸展式能让紧绷的后背放松下来。

4 从第 3 步开始上身下沉，胸部前挺，手臂于腰侧弯曲呈眼镜蛇式，使胸椎位于肩胛骨之间并下沉，胸部扩展，直视前方，体会下背是否有不适的感觉，保持这一姿势呼吸 10 次。

5 从眼镜蛇式开始，脚趾向下蹬起，吸气，起身呈犬式。犬式是对下犬式进行改进的姿势，通过弯曲膝盖、伸展并拉长脊柱，调整腿筋和下背。保持这一姿势呼吸 8 次，或者不绷劲儿，持续时间越长越好。

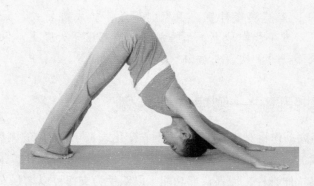

⑥ 吸气，右脚前跨一步呈跃进式。躯干垂直，双手放在臀部，腋窝前部上提。尾骨向地面方向固定，直视前方，保持这一姿势呼吸 3 次。

⑦ 吸气，双臂从肩膀上方竖直向上举起，收小腹，肩胛骨扩展并下沉。旋转二头肌使手心相对，保持这一姿势呼吸 5 次。

⑧ 呼气，肘部向下，双手保持在与耳朵平行的位置。吸气，双臂伸展，回复到第 7 步的姿势，如此重复 3 次。

⑨ 呼气，身体向右扭转，左手手背贴在右膝外侧，右手手掌放在骶骨上。缓慢向右扭转，保持收腹收束的状态，呼吸 10 次，半边臀部和下背不要向下沉。复位时以婴儿式坐于脚跟上，呼吸 10 次，然后提臀呈下犬式，换左侧重复第 5~9 步，然后以婴儿式放松。

中级瑜伽保健——站式动作系列

这一系列动作可以增强踝骨、大腿、小腿和脊柱的功能，促进动态协调、增强脊柱柔韧性。椅式（即幻椅式）以一种有力的半蹲式使膝盖固定在平行的双脚上方，这对于固定尾骨、利用盆底和小腹保护腰椎曲线至关重要。

动作分解：

① 以山式站好，双臂垂于体侧，两脚平行叉开，大脚趾和脚跟内侧固定不动，脚踝内侧上提。

② 吸气，肩膀不动，手臂向上抬起，双臂平行向前，手心相对。呼气，膝盖弯曲，呈椅式，大腿尽量与地面平行，躯干在大腿上方稍微前倾，保持这一姿势呼吸 5~10 次。

❸ 呼气，双腿稍微伸直，手臂向下放，转成前屈式。必要的话，膝盖弯曲，手掌平放在地上。颈椎放松，腹部压于大腿上。保持这一姿势坚持呼吸 5～10 次，然后吸气，回复到山式。

中级瑜伽保健——侧身动作系列

这一系列动作将对称弯曲（即头倒立变化式）与不对称的侧身动作（即侧角旋转式）相结合。侧角旋转式能扩展脊柱、调节臀部并扩张肺活量，二者都可以拉伸脊柱、增强背部功能。以双手为支撑可以增强安全性，也可以作为反姿势复位。如果下背有问题，在体前屈式（第2步）中弯曲膝盖，对这一系列动作进行简化。

动作分解：

❶ 自然站立，双脚打开大约1米宽，双脚内侧平行，手臂垂于体侧。吸气，手臂向体外伸展，指尖伸展，向前看，深呼吸3次。

❷ 呼气，膝盖向前弯曲。以髋骨为轴前屈，双手放在地上，位于双脚之间。为减小后背的紧绷感，膝盖尽可能弯曲。颈部放松，头部自然地下垂于肩膀之间，从指根处伸展手指和脚趾，这称为叉腿前弯曲，

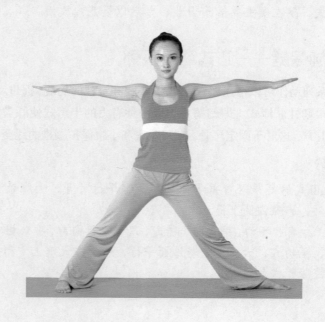

保持这一姿势呼吸10
次。

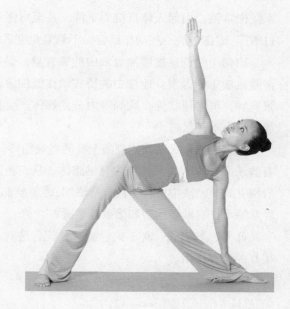

3 吸气，恢复
到站式，上提并拉伸
躯干前部，双臂向两
侧伸展，和第1步一
样。呼气，左臂和左
脚向内侧旋转，右脚
和右髋骨向外旋转
90°，直视右方，即
右脚和伸展的右臂的
上方。

4 吸气，胸部上
提，尾骨固定。呼气，
不要绷劲儿，上身向
右倾斜。右腿稍微弯曲，右肘置于右大腿上，左臂向上伸展，指向上方。
膝盖弯曲，尽量放松后背，抬头看左臂，保持这一姿势，依据个人能力
呼吸5～8次。

5 重复第3步和第4步，练习几次后回复到中央位置。换左侧重
复练习，想象自己在两片玻璃之间移动。

6 头朝下，向右脚方向看，左臂放在左髋骨上使身体稳定。颈部
放松，吸气，回复到第1步，换左侧重复这一系列动作。

✳ 淋巴和免疫系统瑜伽保健方法

　　淋巴系统可能是人体最不为人熟知的系统之一，但它却是我们身体的
第一道防线。瑜伽保健理论认为，周身流动的健康的淋巴液是强大免疫系
统的关键。与由心脏泵驱动的循环系统不同，淋巴系必须依靠外力（如
重力、组织收缩）将淋巴液挤压出淋巴腺体，这也使得一些瑜伽动作（如
弯曲，前折，侧弯和倒立）成为辅助淋巴液流动的理想工具。

　　免疫系统是人体内无形的保护屏，时时刻刻保卫着我们的健康。免疫

系统失常就会引起人体抵抗力下降，甚至可能引发肿瘤、风湿性关节炎、过敏等。瑜伽中的一些动作则有助于修复免疫系统失常，令其发挥正常功能。

瑜伽中的调息能增加血液中的氧含量，促进血液和淋巴系统的循环，清除血液中的毒素。瑜伽中的桥式动作能加强臀部和大腿的肌肉力量，扩张胸肺，可对甲状腺、胸腺等内分泌腺体产生良性刺激，使人体的免疫功能处于高水平状态。

瑜伽中的犁式动作能刺激全身的血液循环，使甲状腺的功能得到调整，有益于肝、脾、胰及各种内分泌腺体，从而提高人体的抵抗力。瑜伽中的肩倒立式使血液中血红蛋白含量增加，改善脑部的血氧供应，使人充满活力。经常练习，有助于预防和治愈各类感冒。

此外，如树式、舞王式、鹰式及契合法对人体的淋巴和免疫系统都有很好的保健作用。

初级瑜伽保健——树式

这一系列动作通过举臂使身体得到净化，可为精神注入积极的能量。

动作分解：

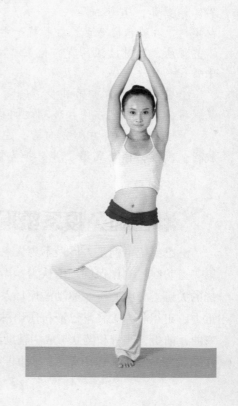

1️⃣ 以山式站好。把重心转移到左脚上，左脚完全着地，脚心内侧向上提。右膝弯曲，右脚上提，贴在左腿的大腿内侧，脚尖朝上。右髋骨展开，尾骨向下沉并固定。双手合十呈祈祷式，手心相扣，臂肘侧向伸展。仰头向上看，保持这一姿势呼吸5～10次。

2️⃣ 吸气，手心仍扣在一起，双手向上举过头顶。左脚站稳，胸骨上提，躯干向两侧拉伸。

③双臂分开，手心向上，手指伸展，保持这一姿势呼吸 5～10 次。呼气，回到山式，换右腿站立，重复这一系列动作。以骨盆到双腿为根基，固定在地面上，从腰椎通过脊柱向上提气。

④高级动作：从第 1 步中的树式开始，右腿在身前伸直并抬起，稳定之后左手握右脚外侧，充分伸展右腿，右手放在下背部支撑身体，保持这一姿势呼吸 5～10 次。回到山式，换另一侧重复这一系列动作。

初级瑜伽保健——舞王式

这一姿势有助于增强人体的平衡能力，还能锻炼双腿，站立的姿势有助于增强身体的免疫力。

动作分解：

①以山式站好。左脚站稳，吸气时右手握住右脚，在身后提起。左手在头上方笔直伸展。

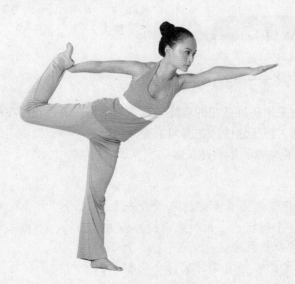

②有规律地呼吸，慢慢提起右脚，向上向外拉伸。右腿在身后展开，与地面平行，提升时脊柱拱成弓形，同时左臂于体前伸直，保持这一姿势，呼吸 10 次，然后回复到站式，换手臂和腿，重复 1 次。

初级瑜伽保健——鹰式

鹰式可以增强人的忍耐力和注意力，有助于精神稳定和身体平衡。如有膝盖损伤，不要做此练习，可以只练习膝盖弯曲。

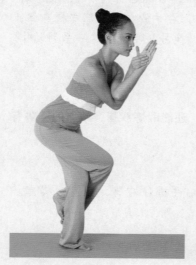

动作分解：

1️⃣ 以山式站立。稍微弯曲膝盖，以左腿为平衡点，右脚上提，右腿大腿交叉在左腿大腿上。右脚尖勾住左腿小腿，深蹲。

2️⃣ 双臂于体前伸直，右臂于左臂肘部交叉。前臂垂直向上，双手心相对，手掌合十，肘向上提，手指向上伸展，肩胛骨下沉。

3️⃣ 保持这一姿势呼吸8次。双腿和手臂都拆开，再以山式站立。换另一侧重复一遍。

中级瑜伽保健——莲花契合法

这一契合法采用一种莲花的姿势，意想一朵盛开的莲花浮在水面上，莲花根部深深植入泥土之中，花瓣向上绽开，形成一种积极肯定的意念，例如：从那深深的底部，我将越长越高。

动作详解：

1️⃣ 以一种舒适的姿势坐定，双手合成祈祷式，位于心脏前方。手掌相对，形成一个碗状，小指和大拇指外侧边缘接触，手指张开，体会呼吸，重复这种积极意念。

2️⃣ 手指并拢成紧密的花蕾状，手背相靠，手指向下垂悬。体会手指如同莲花的深深的根，重复几次。

中级瑜伽保健——智慧手印

这是哈达瑜伽中一种用于冥想和调息的典型的契合法，也称为"启蒙契合法"。这一姿势可以赋予人智力与智慧，净化心灵，给人以喜悦感。这一契合法可以用任一种冥想姿势练习，但要想获得生命力，应以简易坐式坐定。

动作详解：

1️⃣ 双腿盘坐，双脚位于膝盖正下方。双手食指指尖与拇指掐在一起，两根手指呈一个圆形，就好像紧紧捻住一颗小米粒。

2️⃣ 另外 3 根手指向外伸展，代表三态（活动、悦性和惰性）。食指象征自我，代表责备和认定，保持这一姿势呼吸 20 次。

中级瑜伽保健——狮子式契合法

狮子式与其说是一种契合法，还不如说它是一种净化动作，它可以刺激感觉器官，促进自我肯定。

动作详解：

1️⃣ 以一种舒适的姿势坐定，双手放在膝盖上，全身放松。

2️⃣ 嘴巴微闭，用鼻子缓慢深呼吸。吸气结束时，嘴巴张开，舌头向下伸出，伸得越长越好。

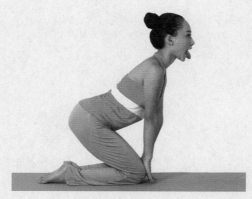

3️⃣ 缓慢呼气，从喉咙发出一种清晰稳定的"啊"的声音，排空肺部气体。

4️⃣ 呼气结束时，向上凝视人体的"第 3 只眼"（以意念内观眉心），即凝视眉心契合法。

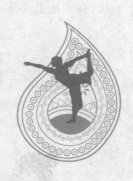